W0177064

Stefan Block

Gespräche in der Pflege moderieren

Die Kurzmoderation

VINCENTZ NETWORK

POWER Books

Bibliografische Information der Deutschen Bibliothek

Die Deutsche Bibliothek verzeichnet diese Publikation in der Deutschen Nationalbibliografie; detaillierte bibliografische Daten sind im Internet über <http://dnb.ddb.de> abrufbar.

Sämtliche Angaben und Darstellungen in diesem Buch entsprechen dem aktuellen Stand des Wissens und sind bestmöglichst aufbereitet.
Der Verlag und die Autoren können jedoch trotzdem keine Haftung für Schäden übernehmen, die im Zusammenhang mit Inhalten dieses Buches entstehen.

VINCENTZ.NET Besuchen Sie uns im Internet: www.vincentz.net

Druck: BWH Buchdruckwerkstätten Hannover GmbH
Foto Titelseite: Bildagentur mauritius GmbH, Hamburg

ISBN 3-87870-634-0

Stefan Block, 46 Jahre alt und ausgebildeter Industriekaufmann, staatlich anerkannter Erzieher mit Schwerpunkt Behindertenpädagogik sowie Diplom Sozialpädagoge mit Schwerpunkt Gerontologie.

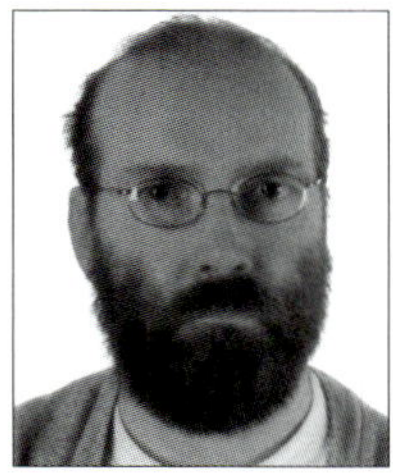

Seit 1982 Ausbilder für den Sanitäts- und Rettungsdienstbereich. Seit 1993 Leiter der sozialen Dienste des Arbeiter-Samariter-Bundes in Bremen und seit 01.01.2001 Einrichtungsleiter der ASB Ambulanten Pflege GmbH mit drei Pflegestationen. Seit sieben Jahren verstärkt als freier Dozent in allen Fragen der Betriebswirtschaftslehre und für Kommunikationsmethoden tätig.

» Ich habe keine Lehre.

Ich zeige nur etwas.

Ich zeige Wirklichkeit,

ich zeige etwas an der Wirklichkeit,

was nicht oder zu wenig

gesehen worden ist.

Ich nehme ihn, der mir zuhört,

an der Hand und führe ihn zum Fenster.

Ich stoße das Fenster auf und zeige hinaus.

Ich habe keine Lehre,

aber ich führe ein Gespräch. «

aus: Martin Buber, Alles wirkliche Leben ist Begegnung,

Danksagung

Nach über 25 Jahren methodischer Arbeit in Gruppen wurde dieses Buch als konsequenter Schritt erarbeitet und beim Vincentz Network umgesetzt. Hierfür bin ich dankbar und freue mich über das entstandene Werk.

Auf dem Weg zu diesem Buch haben mich zahlreiche Menschen begleitet und mir die Möglichkeit der Übung und des eigenen Lernens gegeben. Besonders hierfür danken möchte ich exemplarisch folgenden Personen:

- Meinen Eltern. Ich würde meine Kinder genau so erziehen, wie sie mich erzogen haben!
- Meiner Frau, die alle meine Macken seit vielen Jahren respektiert und mir immer Raum für eigene Wege und Ideen lässt.

Auch zwei Institutionen haben mich wesentlich auf dem Weg begleitet:

- Der Arbeiter-Samariter-Bund – in seiner Struktur basisdemokratisch strukturiert und offen für Veränderungen.
  In 22 Jahren konnte ich mich dort in allen möglichen Tätigkeiten als ehrenamtliches Mitglied, als Zivildienstleistender und seit 1988 als angestellter Ausbildungsleiter, Leiter des Bereiches Kinderförderung und seit 1993 Chef der Sozialen Dienste/Ambulanten Pflege verwirklichen. Ich hatte immer Freiraum für Entwicklung und „Luft zum Atmen“.
  Danke.
- Das Institut für Berufs- und Sozialpädagogik e.V. (ibs e.V.) als Bildungsträger bietet mir die Möglichkeiten als freier Dozent viel Einfluss auf den Erwachsenenbildungsbereich für Heimleitungen, Pflegedienstleitungen und sonstige Pflegeweiterbildungen zu nehmen. Die Inhalte dieses Buches sind wesentlich von der Arbeit dort geprägt. Viele Beispiele und Fotos stammen von dortigen Kursen!

Mein Leben ist reich an Begegnungen für die ich dankbar bin. Ich hoffe, dass ich ebenso eine „kleine“ Spur bei anderen Menschen hinterlasse.

Süstedt 2005, Stefan Block

Inhalt

Vorwort – Den Dialog leben

In der Pflege gilt es durchgehend im Dialog mit Menschen zu sein. Um andere verstehen zu können, muss Verständnis für Meinungen, Entscheidungen und Einstellungen aufgebracht werden. Für die eigene Reflexion benötigt jeder einen „Spiegel“ – also einen anderen Menschen, welcher sich in den Dialog mit ihm begibt, sich auf einen Dialog mit ihm einlässt. Das Erkennen eigener Standpunkte, Emotionen und Meinungen ist ein wesentlicher Teil professioneller Arbeit. Erst dadurch können der Kunde, der pflegebedürftige Mensch und seine Bezugs- und Pflegepersonen ernsthaft begleitet, beraten und unterstützt werden.

Eine große Hilfe hierfür ist das Erarbeiten von Grundlagen im Dialog mit anderen Menschen. Dafür ist die Moderation ein geeignetes Instrument. Moderation schafft „Gruppenerlebnisse“ durch die gemeinsame Entwickung/Bearbeitung von Informationen und Arbeitsergebnissen. Sie lebt einzig vom Dialog, von der positiven Auseinandersetzung mit jeder einzelnen Teilnehmerin im gemeinsamen Prozess des Erarbeitens von Zusammenhängen. Moderation ist eine gute Methode zur Informationsbearbeitung und zur Erfassung einer „Meinung“ in der enormen Komplexität der heutigen Informationsflut.

In diesem Arbeitsbuch wird diese Methode erläutert und in praktischen Beispielen vorgeführt. Ziel ist es, allen Interessierten eine schnelle, einfache Idee der Möglichkeiten der Moderation zu geben. Es soll aber auch die Umsetzung in die Praxis in kürzester Zeit erleichtern. Hierzu ist es wichtig, diese Methode in kurzen Sequenzen in der Praxis anzuwenden. Es gilt, sie gezielt einzusetzen und in Dienstbesprechungen, Qualitätszirkeln und Fortbildungen als ein Element im „Konzert der Methoden" einzubinden. Jede Methode bedarf des gezielten Einsatzes und wird nach einer gewisser Zeit langweilig. Kurze Moderationsprozesse bereichern jedoch die noch viel zu häufig stattfindenden „Frontalveranstaltungen" bei den zahlreichen Besprechungen und Treffen in der Pflege.

Qualität, lösungsorientierte Prozesse und Abläufe, Motivation in der Arbeit können nur durch den Dialog und gemeinsame Entscheidungen erreicht werden!

Als „geistiger Mentor" wird Martin Buber durch die Abschnitte führen. Dieser große Humanist hat sich sein ganzes Leben mit dem Dialog beschäftigt und kann uns auch heute noch reich mit seiner Weisheit beschenken. Er hat die Anforderungen unserer Zeit und unserer Arbeit in der Pflege auf den Punkt gebracht:

„Alles wirkliche Leben ist Begegnung."

Süstedt 2005, Stefan Block

» Der archimedische Punkt,
von dem aus ich
an meinem Orte
die Welt bewegen kann,
ist die Wandlung meiner selbst. «

aus: Martin Buber, Alles wirkliche Leben ist Begegnung,

Einführung: Kommunikation, Gruppen, Moderation

Pflegedienstleitungen, Geschäftsführungen, Qualitätsbeauftragte und grundsätzlich alle Personen, die mit den Kommunikationsprozessen in Pflegebetrieben zu tun haben, sollten sich auch mit Methoden und Medien beschäftigen.

Dienstleistungen am Menschen sind auf den Dialog angewiesen und können ihr „Produkt" nur im gemeinsamen Prozess innerhalb des eigenen Betriebes und im Austausch mit den Kunden ausgestalten. Daran hängt letztlich auch die Akzeptanz am Markt, also das Überleben des Pflegebetriebes. Wie der Kommunikationswissenschaftler Paul Watzlawick zusammenfasst: „Man kann nicht nicht kommunizieren." Aufgabe der Moderation in diesem Zusammenhang ist es, die Besprechungskultur bzw. die Kommunikationskultur im Betrieb zu optimieren. Moderation ist jedoch nur eine Möglichkeit im Konzert der Methoden. Gruppenkommunikation ist zwingende Grundlage für die betriebliche Entwicklung. Daneben sind Einzelgespräche, vom Small-Talk vor dem Büro bis hin zu Jahres- oder Kritikgesprächen, genauso wichtig wie eine klare Außendarstellung und betriebliche Ausrichtung/Vision (Leitbild und Pflegekonzept).

Pädagogisch ist die Moderation auf der Grundlage allgemeiner Grundsätze aufgebaut. Sie folgt dabei konsequent dem Modell des gemeinsamen Lernens. Diese Pädagogik hat unter anderen Lord Baden Powell in seiner weltweiten Pfadfinderbewegung brilliant in zwei Lehrsätzen zusammengefasst:

- „Learning by doing“ (Lernen durch Tun),
- „Learning by serving“ (Lernen durch Helfen/ Unterstützen).

Genau darum geht es in der Moderationsmethode. Die Gruppe gemeinsam bearbeitet ein Thema, findet einen Weg zu einem gemeinsamen Ziel. Dabei ist der Konsens im Ergebnis wichtig. Die Methode darf nicht zum Selbstzweck werden, sondern bleibt eine Hilfe, ein Instrument.

Für die Belange der Besprechungskultur in Pflegeeinrichtungen bietet sich besonders die „Kurzmoderation“ an. Dabei werden die Elemente verschiedener Moderationsmethoden in Teilaspekten aufgenommen und neu strukturiert. Nun können auch einzelne Phasen und kurze Teile von Besprechungen und Lernveranstaltungen im Dialog gestaltet werden (siehe auch Karin Klebert u. a., Hamburg 1987). Moderation bedeutet dabei, sich eine Art „Tanz“ mit den TeilnehmerInnen auszudenken. In geistiger und körperlicher Bewegung ist Lernen deutlich effektiver als im statischen Verharren. Diese Methode will die Beteiligten „in Bewegung setzen". Vergleichbar zur Choreographie eines Tanzes ist der Prozess über Fragen und Anregungen darzustellen und alle Beteiligten mit einzubeziehen. Die Ergebnisse müssen dabei „offen" sein für die Ideen und Informationen der beteiligten Personen. Kurz zusammengefasst ergeben sich für den Moderator folgende Kernaussagen:

- „Die Moderationstechniken sind sein Handwerkszeug, während der Moderationsprozess eher etwas mit künstlerischer Gestaltung zu tun hat: er verlangt Intuition und Einfühlungsvermögen."
- „Im Gegensatz zum Lehrer, Trainer oder Vorgesetzten hat der Moderator gewissermaßen eine Hebammenfunktion: Er hilft der Gruppe, sich selber zu verstehen, ihre Ziele und Wünsche zu formulieren, Lösungen zu erarbeiten und die Umsetzung sicherzustellen."

(Karin Klebert u.a., Hamburg 1987).

In diesem Sinne sollen die nachfolgenden Anregungen und praktischen Hinweise die Kommunikation in Pflegebetrieben anregen und „Mut zur Umsetzung" machen. Wie jede Methode bedarf es bei der Moderation der Übung. Mut zum Ausprobieren, gemeinsame Lern- und Lehrerfahrungen gehören zur praktischen Arbeit dazu.

Auf keinen Fall darf über das Erlernen der Moderationstechnik vergessen werden, dass Moderation einfach auch Spaß machen soll. Der Dialog bzw. der Mensch steht in allen Prozessen im Mittelpunkt!

» Um zum Anderen

ausgehen zu können,

muß man den Ausgangsort

innehaben,

man muß bei sich gewesen sein,

bei sich sein. «

aus: Martin Buber, Alles wirkliche Leben ist Begegnung,
© Gütersloher Verlagshaus GmbH, Gütersloh

Besprechungskultur – Notwendigkeit, Sinn und Aufgabe

Jeder Betrieb mit mehr als einem Mitarbeiter muss die interne Kommunikation regeln. Pflegedienste sind oftmals mittelständische Unternehmen mit über 30 Arbeitskräften. Die Abläufe in der Pflege – Schichtbetrieb, vielfältige Verwaltungsabläufe, Dokumentationstationspflichten sowie hauswirtschaftliche Tätigkeiten – sind komplex und müssen abgestimmt und koordiniert werden. Dazu kommen noch Immobilienverwaltung und die betriebswirtschaftliche Bearbeitung und Führung des Betriebes.

Zahlreiche Gesetze greifen in diesen Prozess mit ein und statten verschiedene Institutionen mit „Zugriffsrechten“ aus. Hier ist unter anderem die Gewerbeaufsicht, die Berufsgenossenschaft, die Heimaufsicht, das Gesundheitsamt, die Kranken- und Pflegeversicherung und der für diese tätige Medizinische Dienst der Krankenkassen (MDK) zu benennen. Für alle diese sind die Leistungen im Dienst abzustimmen und Kommunikation innerbetrieblich zu regeln.

Doch auch interne Anforderungen sind zu kommunizieren. Hier sei nur auf das einheitliche Vorgehen bei der Aufnahme neuer Kunden hingewiesen. Das Leitbild und Konzept der Einrichtung sowie weitere Anforderungen des Qualitätsmanagement (QM) nach dem Pflegeversicherungsgesetz (SGB XI) § 80 bedürfen einer gemeinsame QM-Entwicklung – also Kommunikation! Walter Simon bringt dieses in seinem Buch zur „Neuen Qualität der Qualität“ auf den Punkt: „Die Qualitätssicherung ist ebensowenig für die Qualität verantwortlich wie der Hauptbuchhalter für Gewinn und Verlust oder der Arzt für die Gesundheit jener Patienten, die Kettenraucher oder Trinker sind. Qualität muß zu einem Anliegen aller Menschen werden, ...“ (Simon 1996) Um dieses erreichen zu können muss Kommunikation geregelt und gesteuert werden.

Verantwortlich für diese Abläufe ist im pflegerischen Zusammenhang in der Organisation die erstmals gesetzlich im Pflegeversicherungsgesetz (SGB XI) definierte verantwortliche leitende Pflegefachkraft:

§ 71 SGB XI Pflegeeinrichtungen

(1) Ambulante Pflegeeinrichtungen (Pflegedienste) im Sinne dieses Buches sind selbständig wirtschaftende Einrichtungen, die unter ständiger Verantwortung einer ausgebildeten Pflegefachkraft Pflegebedürftige in ihrer Wohnung pflegen und hauswirtschaftlich versorgen.

(2) Stationäre Pflegeeinrichtungen (Pflegeheime) im Sinne dieses Buches sind selbständig wirtschaftende Einrichtungen, in denen Pflegebedürftige:

- 1. unter ständiger Verantwortung einer ausgebildeten Pflegefachkraft gepflegt werden,
- 2. ganztägig (vollstationär) oder nur tagsüber oder nur nachts (teilstationär) untergebracht und verpflegt werden können.

(3) Für die Anerkennung als Pflegefachkraft im Sinne der Absätze 1 und 2 ist neben dem Abschluß einer Ausbildung als Krankenschwester oder Krankenpfleger, als Kinderkrankenschwester oder Kinderkrankenpfleger nach dem Krankenpflegegesetz oder als Altenpflegerin oder Altenpfleger nach Landesrecht eine praktische Berufserfahrung in dem erlernten Pflegeberuf von zwei Jahren innerhalb der letzten fünf Jahre erforderlich.

Gesetzbuchtexte aus:
http://bundesrecht.juris.de/bundesrecht/sgb_11

Daraus ergibt sich schlüssig, dass diese einzige im Gesetz benannte Fachkraft in einem Pflegedienst (in den Rahmenverträgen zum SGB XI und SGB V können weitere Fachkräfte benannt sein) für die vielschichtigen Kommunikationsabläufe im eigenen Interesse sorgt, da sie damit verbunden auch die Organisationshaftung für den Pflegebetrieb übernimmt.

Hans Böhm stellt die Aufgaben dieser Pflegefachkraft 1997 in einem Rechtsgutachten zu „Haftungsfragen im Pflegeversicherungsgesetz“ zusammen: „Diese Pflegefachkraft ist verantwortlich für:

- die fachliche Planung der Pflegeprozesse,
- die fachgerechte Führung der Pflegedokumentationen,
- die an dem individuellen Pflegebedarf orientierte Einsatzplanung der Pflegekräfte,
- die fachliche Leitung der Dienstbesprechungen innerhalb des Pflegedienstes.“

(Böhm 1997, Seite 19)

Es ist damit klar, dass die Kommunikationskultur in Pflegebetrieben nachvollziehbar organisiert werden muss. An Besprechungen fallen an:

- Team-/Dienst- bzw. Fallbesprechungen,
- Qualitätssitzungen/Qualitätszirkel,
- Fortbildungen,
- Klausuren.

Team- , Dienst- bzw. Fallbesprechungen

Diese Treffen gehören zur „normalen“ betriebsinternen Kommunikation. Es geht dabei um operative Inhalte, Aufarbeitungen vergangener Prozesse und zukünftige Anforderungen im zeitlich eher näheren Bereich. Die grundsätzlichen Anforderungen der Ablaufplanungen (siehe Text auf Seite 30 ff.) gelten jedoch uneingeschränkt. Gerade diese regelmäßigen Treffen müssen effektiv (die richtigen Dinge tun) und effizient (die Dinge richtig tun) geplant sein. Selbst bei bescheiden angesetzten 20,- € Personalkosten je Stunde und Pflegekraft entstehen betriebliche Aufwendungen in Höhe von 200,- € wenn zehn Personen an einer einstündigen Besprechung teilnehmen! Neben allen bereits angesprochenen Anforderungen gilt es auch noch wirtschaftlich zu denken! Aus diesem Grund ist eine Ritualisierung in der Besprechungskultur notwendig:

- Pünktlicher Anfang/pünktliches Ende nach klar strukturierten und transparenten Zeitvorgaben,
- Tagesordnung und Inhalte der Besprechung ist allen beteiligten Personen bekannt,
- Ergebnisse der letzten Besprechung werden kurz abgestimmt (Protokoll des letzten Termins),
- Inhalte werden strukturiert eingebracht,
  die Protokollführung ist geklärt (Ergebnissicherung – siehe auch Seite 75 ff.).

Klarheit schafft Zeitgewinn für den eigentlichen Dialog. Spaß am Austausch und am Zusammensein ist eine wichtige Grundlage solcher Prozesse. Alle Beteiligten haben in einem gut geführten Pflegebetrieb ein Interesse an inhaltlicher Teilnahme, wenn die Moderation/Leitung der Besprechung offen gehandhabt wird. Erfahrungen gerade aus der ambulanten Pflege zeigen, dass die Pflegekräfte ein großes Bedürfnis nach offenem Gespräch haben, da sie allein „draußen“ unterwegs sind und sich wenig austauschen können. Treffen im Betrieb werden gern für die aufgestauten Informationen, Emotionen und allgemeinen Kommunikationsbedürfnisse genutzt (was unbedingt wichtig ist!). Hier gilt es für die Gesprächsleitung zum rechten Zeitpunkt einzuschreiten, was über kurze moderierte Teile und über Rituale in der Besprechungskultur erheblich erleichtert wird. Grundsätzlich gilt dieses für alle Pflegebetriebe, also auch stationäre Angebote.

Empfehlenswert ist für alle Besprechungen mit kurzen mediengestützten moderierten Teilen zu arbeiten und ansonsten den moderierten Dialog und die Präsentation von wichtigen Informationen und Zusammenhängen den größten zeitlichen Raum zu geben.

Qualitätssitzungen/Qualitätszirkel

Die QM-Arbeit ist ein ideales Betätigungsfeld für moderierte Prozesse. In Qualitätszirkeln gilt es gemeinsam Abläufe zu erarbeiten und für den Betrieb zu dokumentieren. In dieser Arbeit sollte die Moderation durch den Einsatz von Medien unterstützt ausgeführt werden. Kleine Gruppen mit hoher Motivation und einem klaren Auftrag, etwas für den Betrieb zu „schaffen“, werden sich bei entsprechender Anleitung als sehr leistungsfähig zeigen.

Das QM stellt in den Jahren nach der Einführung der Pflegeversicherung 1994/1995 eine der größten Herausforderungen in der ambulanten und stationären Altenpflege dar.

Qualitätskriterien aus Sicht des Managements sind:
- positives Ansehen der Einrichtung in der Öffentlichkeit,
- Mitarbeiter mit einem hohen Qualitätsbewusstsein,
- Stärkung der prozessorientierten Vorbeugung statt der nachträglichen Fehlersuche,
- Berücksichtigung der unterschiedlichen Interessen aller am Prozess Beteiligten,
- Reduktion der Kosten bei unveränderter hoher oder erhöhter Qualität.

(Kern 2004, Seite 47)

Diese Ziele sind nur durch eine ausgeprägte Identifikation mit dem Betrieb zu erreichen. Basis hierfür ist die darauf ausgerichtete Kommunikationskultur. Die Methode der Moderation hilft dabei, alle Beteiligten einzubeziehen.

Fortbildungen

Fortbildung als Teil des betrieblichen Wissensmanagement ist ebenfalls eine Grundlage für die Erfüllung der beschriebenen Anforderungen. In allen politischen und juristischen Grundlagen zur Pflege taucht immer wieder die Forderung nach dem jeweiligen aktuellen Stand des „medizinischen und pflegerischen Wissens" auf. Genauer definiert ist dieses nirgends. Es ergibt sich daraus eine

Verpflichtung des jeweils einzelnen Betriebes und der beteiligten Berufsgruppen, diesen Stand für sich zu kommunizieren und darzustellen (siehe z. B. nationaler Standard zur Pflegeüberleitung von 2003).

Jeder Betrieb ist zudem in den vorhandenen Rahmen- und Leistungsverträgen und ab dem Jahr 2004 zusätzlich nach dem Gesundheitsmodernisierungsgesetz (GMG) verpflichtet, Fortbildung zu verankern und ab 2005 für alle Pflegekräfte nachzuweisen.

Es kann also kein Zweifel daran bestehen, dass Fortbildung intern oder extern organisiert werden muss. Die Moderationsmethode bietet sich dabei in Ausschnitten an, da sie alle Beteiligten einbezieht, sollte jedoch im Wechsel mit anderen Methoden eingesetzt werden (Vortrag, Präsentation, Fachdialog zwischen einzelnen, u. ä. m.).

Auch in diesem Bereich der Kommunikation sind eine rechtzeitige und transparente Planung sowie Rituale im Umgang mit diesen Angeboten für den Betrieb hilfreich und förderlich.

Klausurveranstaltungen

Klausurveranstaltungen heben sich aus dem „Normalen“ durch den Umfang, die Funktion und die Häufigkeit heraus. Es hat sich in der praktischen Arbeit immer wieder als sehr hilfreich gezeigt, wenn sich bestimmte Mitarbeitergruppen gezielt zu einer Klausur treffen und Probleme bzw. allgemeine betriebliche Zusammenhänge bearbeiten. In der Organisation von Klausuren ist zu empfehlen:

- Nicht zu oft – einmal jährlich intensiv kann schon einen „Event-Charakter" bekommen,
- der Ort der Klausur sollte „geschützt" sein, also eine störungsfreie Zone darstellen (ohne Handy, Büroanfragen u. ä. m.),
- es sollte ausreichend Zeit eingeplant werden (1 ½ tägige Klausuren haben sich erfahrungsgemäß sehr bewährt),
- es gelten alle Grundregeln der Besprechung (siehe Seite 17 ff.) und der Moderation (siehe Seite 30 ff.),
- es sollte Spaß und Geselligkeit mit „eingeplant" werden. Klausuren bieten einen idealen Raum für ein „Dankeschön für die vergangene Arbeit" und damit auch für die Motivation für die Zukunft,
- Ziele und Ergebnisse sollten klar erfasst und dokumentiert werden.

Die Moderationsmethode stellt hierbei eine Grundlage für die effektive/effiziente Bearbeitung dar und sollte entsprechend großen Raum einnehmen. Medien und plakative Dokumentation der einzelnen Arbeitsschritte gehören ebenfalls zu den Grundlagen der Klausur!

» Das Wir
schließt das Du
potentiell ein.
Nur Menschen,
die fähig sind, zueinander
wahrhaft Du zu sagen,
können miteinander
wahrhaft Wir sagen. «

aus: Martin Buber, Alles wirkliche Leben ist Begegnung,
© Gütersloher Verlagshaus GmbH, Gütersloh

Kurzmoderation

Die Kurzmoderation ist ein gutes Hilfsmittel, um den Alltag in der Gruppenkommunikation aufzulockern, Spaß am gemeinsamen Dialog zu erleben und die Auseinandersetzung mit den alltäglichen Herausforderungen in der Arbeitsorganisation von Pflegediensten zu unterstützen.

Gemeinsam ergeben sich komplexere Lösungen, als wenn Führungskräfte allein „im stillen Kämmerlein" Probleme bearbeiten. In der Gruppe kommt es immer wieder zu guten Ideen und kollegialen Strategien. Doch birgt diese Methode auch Gefahren im Umgang miteinander, da Menschen sehr sensibel auf die Echtheit solcher kommunikativen Prozesse reagieren. Einige grundlegende Regeln sollten daher beachtet werden.

Anforderungen an die Moderation

Moderation kann nur in offenen Prozessen gelingen. Fertige Antworten aus der Führungsebene lassen sich nicht in einer Moderation als gemeinsame Erlebnisse „verkaufen". Es gilt also grundsätzlich eine saubere Trennung von präentierten (Meinungen und Ergebnisse liegen fest) und moderierten (Lösungen und Ergebnisse sind offen) Methoden vorzunehmen.

Beide Wege sind im Kommunikationsprozess gleich wichtig und sinnvoll. Das gesamte Tagesgeschäft kann nicht in Moderationsabläufen aufgeteilt und „offen" gestaltet werden, da damit jede schnelle Handlungsfähigkeit eines Betriebes verloren gehen würde. Auch sind Verantwortlichkeiten unterschiedlich geregelt und damit auch klare Hierarchien im Pflegedienst vorgegeben. Die Pflegedienstleitung bleibt auf jeden Fall unter anderem für die Einsatzplanung und die Kundenvertragsgestaltung verantwortlich. Da kann es nicht wirklich zu kollegialen oder

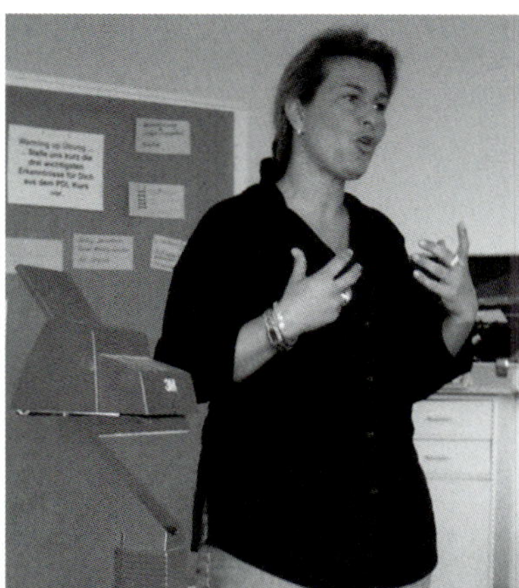

in abgeschwächter Form demokratischen Gruppenentscheidungen kommen, da diese Gruppe nicht die abschließende Verantwortung für diese Prozesse trägt! Ähnlich ist es in der Lehrtätigkeit. Den Dreisatz in der Mathematik oder den Grundsatz zur Vermeidung eines Decubitalgeschwüres kann man nicht „diskutieren“. Hier besteht festes Wissen, das vermittelt wird.

Daraus ergibt sich die Verantwortung von Führung und Lehre, sich genau zu überlegen, an welcher Stelle es auf gemeinsame Wege im Team bzw. in der Gruppe ankommt. Diese Ergebnisse sind dann auch gemeinsam zu verantworten.

„Der Weg ist oft das Ziel!“

Diese alte Weisheit macht wiederum die Moderation zum sinnvollen Hilfsmittel für die Führung in Betrieben. Dienstanweisungen, „Befehl und Gehorsam“, stark zugespitzte Hierarchien lösen grundsätzlich bei vielen MitarbeiterInnen Widerstände aus und führen damit zu einem zähen Ringen um Macht und zu „Gewinner-Verlierer-Konstellationen“. Viel einfacher ist es dabei oftmals, sich gemeinsam auf eine Lösung hin auszurichten. Argumente und Überzeugung der Führungskräfte sind eine wichtige Grundlage gelingender Betriebsabläufe. Transparenz der Prozesse für alle Beteiligten ist ein notwendiger Bestandteil zufriedener Arbeit.

Durch die zunehmende „Marktfähigkeit“ der Pflegedienstleistung wird der gemeinsame Charakter des Betriebes noch notwendiger. Im Rahmen der Pflegeversicherung wurde ein „Einkaufsmodell" von Pflegeleistungen geschaffen. Da dieses als „Teilkaskosystem" mit notwendiger Zuzahlung bei umfassender Pflege und Betreuung ausgerichtet ist, sind alle Pflegedienste dazu verpflichtet sich auf einem „Markt" zu bewegen, also auch gezielt ihre Dienstleistungsprodukte darzustellen. Dazu gehört eine positive Grundeinstellung zu den eigenen Produkten/Dienstleistungen und eine auf den „Verkauf" ausgerichtete Kundenkommunikation. Alle Mitarbeiterinnen müssen dabei eingebunden werden und ein Verständnis für den Kunden und die betriebliche Notwendigkeit des Leistungsverkaufes entwickeln. Verantwortlich für diese zielgerichtete Formung der Pflege ist die Pflegedienstleitung und die Geschäftsführung! Gerade für die Bearbeitung solcher Zusammenhänge ist die Moderation eine optimale Herangehensweise.

Aufgaben/Voraussetzungen der Moderatorin

Die Moderatorin sollte in sich gefestigt, der Gruppe zugewandt und wirklich offen für den Konsens sein. Eine ruhige Ausstrahlung mit dem Mut zu Blickkontakt und gezielter Ansprache der TeilnehmerInnen in der Moderation sind Voraussetzungen. Sie sollte also „mental fit" sein, also Strategien und Wege zur Eigenmotivation und Stabilisierung bei Problemen beherrschen (wichtige Grundvoraussetzung für jede Art von Führungsaufgabe!).

Auch sollte Spaß an der Kommunikation und am Dialog vorhanden sein. Der Kontakt zur Gruppe ist eine wichtige

Basis für den gemeinsamen Prozess. Die Wertschätzung der einzelnen GruppenteilnehmerInnen bzw. der eingebrachten Beiträge ist ebenfalls von großer Bedeutung.

Vorsicht ist bei einer zu starken „Verstrickung" in die zu bearbeitende Fragestellung geboten. In diesem Sinne eignen sich Führungskräfte nicht für die Moderation bei zentralen Fragen im Umgang im Betrieb, wenn sie bereits eine starke eigene Meinung und Position zum Thema haben. Dann ist eine Fremdmoderation durch andere MitarbeiterInnen oder auch externe Fachleute angesagt. Aus der eigenen Erfahrung hat es sich bewährt, trotz der professionellen Umgangsweise mit der Methode, für bestimmte Fragestellungen externe Moderation einzukaufen oder kollegial von anderen Führungskräften anderer Betriebe durchführen zu lassen. Dann kann auch die Führungskraft sehr wohl als „Gleiche unter Gleichen" im Prozess beteiligt sein und die eigene Meinung einbringen, ohne absolute Dominanz!

Gerade Qualitätszirkel sind hervorragende ohne direkte Einflußnahme von Führungskräften starke Instrumente der Konsensbildung. Da die Aufgaben und Fragestellungen für Qualitätszirkel grundsätzlich über die Qualitätssteuergruppe bzw. über die Geschäftsführung/Pflegedienstleitung definiert werden, ist auf dieser Ebene der Einfluss klar. In der konkreten Bearbeitung liegt dann die Stärke in der MitarbeiterInnengruppe. Nicht zu vergessen ist, dass auch Betriebsräte sich für bestimmte Moderationsfragestellung anbieten. Voraussetzung ist Vertrauen und wirkliche gemeinsame Ergebnisausrichtung der beteiligten Personen.

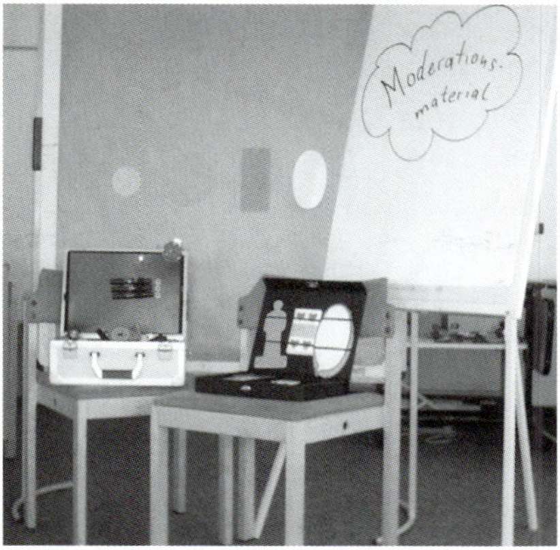

Zusammenfassend gilt also als Aufgabe der Moderatorin:

- Planung und Ausrichtung der gemeinsamen Veranstaltung,
- Organisation der benötigten Materialien/Medien,
- Einstimmung und Wertschätzung der beteiligten Personen (jeder einzelnen!),
- gezielte Fragestellung/entsprechend vorbereitete Medien hierfür,
- Lenkung/Steuerung des Prozesses zur Beantwortung der Fragen,
- Motivation der beteiligten Personen,
- Sicherung der Ergebnisse,
- Verabschiedung und Dank an die beteiligten Personen.

Moderation stellt also komplexe Anforderungen an die ausführenden Kräfte, macht aber auch sehr viel Spaß und gibt Kraft aus der gemeinsamen Ergebnisbearbeitung!

Materialbedarf

Moderation benötigt „Materialien". Große Papierbogen, eine Metallplatte/Tafel mit Magneten oder auch eine freie glatte Fläche, auf der mit Klebestreifen (Krepp- oder Tesaband) gearbeitet werden kann.

Dicke Filzstifte in gleichen Farben (schwarz oder blau) für jede TeilnehmerIn und einen Satz farbige dicke Filzstifte (rot, grün, blau und schwarz) für die Moderation sind Voraussetzung für lesbare Ergebnisse für alle.

Optimal ist folgende Zusammenstellung der Medien:

- Flipchart mit passendem Block (Kosten ca. 70 bis 100,- € komplett),
- Erstausstattung Moderationsmaterial im handlichen Moderationskoffer mit verschiedenen Karten, Überschriftenkarten, zahlreichen Filzstiften, Nadeln, Klebeband, Schere und Klebepunkten (komplett ca. 200,- €),
- bewegliche, beidseitig zu nutzende PIN-Wände (mit Ständern ca. 250,- €). Es ist hilfreich zwei bzw. drei solche Wände zu besitzen, um die Ergebnisse und Bearbeitungen im Prozess auch in Gruppen bearbeiten zu können.

Es kann auch bereits mit Teilen dieser Medien oder selbsterstellten Hilfsmitteln eine gute Basis für die Moderation geschaffen werden (Korkplatten an der Wand, Styroporplatten, z.B. als Deckenplatten im Baumarkt günstig zu kaufen, Blechplatten u.ä.m.). In der Praxis haben große

Papiere von Zeitungsendrollen (bei der örtlichen Zeitung nachfragen) bereits gute und sehr günstige Dienste geleistet.

Wichtig ist die Atmosphäre, also das Ambiente, in dem die Moderation stattfindet. Optimal sind helle, gut durchlüftete und ruhige Räume. Tische für die TeilnehmerInnen sind nicht notwendig, da im Laufe einer Moderation Bewegung in die Gruppe kommen sollte und sich eine offene Arbeitsweise ergeben soll. Es sollte sich also nicht „hinter Tischen versteckt" werden. Doch auch diese „Tischfreiheit" sollte nicht als Dogma verwendet werden. Bei Einsatz der Moderation als Teilprozess in einer längeren Besprechung sind Tische durchaus sinnvoll und eher die Regel. Das sollte jedoch nicht davon abhalten, die Gruppe aufstehen und sich bewegen zu lassen (Beispiel bei der Einpunktfrage – siehe Seite 38 ff.).

Auch für das „leibliche Wohl" sollte gesorgt werden. Getränke und evtl. Kekse deuten auch auf die Wertschätzung des Betriebes für seine MitarbeiterInnen hin. Alle beteiligten Personen sollen sich wohlfühlen und motiviert zur Mitarbeit sein.

Bei großen Veranstaltungen und in vielen mittleren Betrieben haben sich Bistro-Steh-Tische für die gemeinsame Kaffeepause bewährt. Hier finden Menschen Raum für den Dialog am Rande.

» Es ist uns nicht gewährt,
die Wahrheit zu besitzen;
aber wer an sie glaubt
und ihr dient,
baut an ihrem Reich. «

aus: Martin Buber, Alles wirkliche Leben ist Begegnung,
© Gütersloher Verlagshaus GmbH, Gütersloh

Choreographie der Moderation

Die Moderation einer Besprechung oder Fortbildung sollte eine schlüssige Struktur aufweisen, um die beteiligten Personen im Prozess zu binden und zu motivieren. Hierfür ist die Moderatorin verantwortlich! Inhalte verändern sich. Ergebnisse werden gemeinsam entwickelt und im Konsens mit und durch die Gruppe verabschiedet. Der geplante Prozessablauf ist Aufgabe der Moderation.

Besprechungen und Fortbildungen in der Pflege finden zwischen zahlreichen Anforderungen im Tagesgeschäft statt. Die Pflegekräfte kommen aus der Pflege oder von zu Hause. Dort haben sie ganz andere Dinge erfahren, erlebt, haben sich gerade mit den Kindern gestritten, eine schlechte Nachricht erhalten oder sich um eine sterbende Pflegekundin gekümmert. Aus dieser Situation kommen sie in den Betrieb und sollen sich auf ein gemeinsames neues Thema „einlassen".

In der Moderation ist jede Teilnehmerin an dem Punkt abzuholen, an dem sie bei der Ankunft am Veranstaltungsort steht. Aus diesem Grund ist die „erste Tasse Kaffee/Tee“ und der kleine Plausch mit der Pflegekollegin unsagbar wichtig. Damit ist bereits der „Tanz der Moderationsgestaltung“ eröffnet. Der Ablauf sollte immer folgende Schritte beinhalten:

- gemeinsames Ankommen und ein Warm-up,
- Themenbearbeitung/Fragen und Antworten,
- Ausklang und Ergebnissicherung.

Dieser Ablauf ist grundsätzlich auf alle Gruppenveranstaltungen anzuwenden, gilt aber in einer moderierten Veranstaltung ganz besonders, um wirklich gemeinsam auf ein Ziel zugehen zu können.

Warm-up ... Sich einfinden!

Aus dem Sport ist es wohl jedem bekannt: Vor jeder Anforderung und Leistung des Körpers gehört eine „Aufwärmphase“. Diese Regel ist auch für geistige und kommunikative Prozesse wichtig. Im Warm-up wird ein gemeinsamer Fokus gefunden. Dieser Schritt kann auch mit dem Leuchten einer Taschenlampe in totaler Finsternis verglichen werden. Die Moderatorin schaltet das Licht an und beleuchtet einen Punkt. Dieser wird für alle Anwesenden klar und deutlich, hebt sich heraus aus der dunkleren Umgebung. Alle Aufmerksamkeit ist gebündelt.

Als ein solcher „Lichtstrahl“ kann sehr unterschiedliches eingesetzt werden. Jede Moderatorin und jede Gruppe wird dazu eine eigene Strategie und Vorliebe entwickeln. Im gemeinsamen Anfang steckt immer auch ein wichtiges gemeinsames Ritual, also eine gemeinsame Normung im Ablauf. Rituale erleichtern das Miteinander enorm, da alle Beteiligten sofort „eingefügt“ sind. Nichts anderes ist das gemeinsame Gebet im christlichen Zusammenhang, oder das gemeinsame Lied in der Kinder/Jugendarbeit. Auch in der Pflege erleichtern solche Rituale das Zusammenfinden.

Beispiele für ein Warm-up können sein:

- die freundliche und herzliche Begrüßung durch die Moderatorin,
- ein themenbezogener Zeitungsausschnitt bzw. eine entsprechende Überschrift,
- eine kleine Geschichte oder ein Zitat mit Bezug zum Besprechungsthema. (siehe Literaturempfehlungen am Ende des Buches),
- ein Foto/eine Folie/ein Bild mit Themenbezug,
- ein kleines Rollenspiel bzw. Sprechstück mit Themenbezug,
- Ein- oder Mehrpunktfragen (siehe Seite 38ff.).

Diese Phase ist stets auf die Bedürfnisse der Gruppe abzustimmen. Sie sollte jedoch nicht zu viel Raum einnehmen.

Themenbearbeitung/Fragen und Antworten

In dieser Phase geht es um das gemeinsame Thema. Dieses Thema sollte grundsätzlich klar benannt und vorher „veröffentlicht“ worden sein, z. B. in der Einladung oder in einem Aushang am „schwarzen Brett". Überraschungen sind in der Besprechungskultur an dieser Stelle nicht sinnvoll, da sich alle Beteiligten mental vorher auf die Bearbeitung konzentrieren und nicht mit der grundsätzlichen Themenauswahl beschäftigen sollen.

Im Rahmen einer Moderation lassen sich nur „offene Fragestellungen" ernsthaft bearbeiten. Bei klaren inhaltlichen Vorstellungen der Besprechungsleitung ist hier eine Präsentation angebracht, keine Moderation! Grundsätzlich besteht ein Moderationsprozess immer aus dem Dialog mit den Beteiligten und ist im Ergebnis offen zu halten. Der Prozess lebt also aus gezielt vorbereiteten Fragen und aus der gemeinsamen Arbeit an den Lösungen. In Besprechungen und Fortbildungen wird es entsprechend meistens einen Mix aus präsentierten und moderierten Inhalten geben. Dieses Vorgehen erhöht den Lern- und Merkvorgang aller Mitwirkenden.

Für diese Phase bieten sich besonders folgende Methoden an:

- Punktabfragen (Einpunkt/Mehrpunkt/Skalenfragen),
- Kartenabfragen,
- Mind-Maps® oder Netzbilder,
- Zuruffragen mit Themensammlung/Themenspeicher,
- der „3-Satz",
- Stärken – Schwächen – Tabelle,
- Brainstorming,
- das Blitzlicht.

Die einzelnen Methoden und die dazugehörigen Materialien werden auf Seite 36 ff. näher erläutert. Weitere Methoden können der am Ende empfohlenen Literatur entnommen werden.

Ausklang und Ergebnissicherung

Im Anschluss an die Themenbearbeitung liegt es in der Verantwortung der Moderation einen gemeinsamen Schluss zu finden. Hierfür ist die Zeitübersicht zu behalten, also eine für die Moderatorin gut sichtbare Uhr zu positionieren. Überzogene Zeiten sind ein Eingriff in die „Lebens- und Arbeitszeit" aller Beteiligten und sollten vermieden werden!

Da es sich bei Besprechungen und Fortbildungen in der Regel um Arbeitsprozesse handelt, gilt es fachlich klare und effiziente Ergebnisse zu sichern und die Kernaussagen für alle noch einmal zusammenzufassen. Viele methodische Moderationsergebnisse stellen hierfür gleichzeitig eine Art von Plakat oder Protokoll dar (PIN-Wand mit Karten, Flip-Chart mit Netzbild u. ä. m.). Das erleichtert diesen Schritt erheblich. Doch sollten Ergebnisse auch nachhaltlig gesichert werden, also in Form eines Ergebnisprotokolles oder eines Plakates. Letzteres sollte unbedingt eine gewisse Zeit zugänglich und sichtbar bleiben, um den Dialog weiterhin anzuregen. Pausen und Zeiten „zwischen geplanten Veranstaltungen" sind wichtige und ernstzunehmende Kommunikationsräume. Es ist bekannte Realität, dass wichtige Entscheidungen und Ergebnisse oftmals „bei einer Tasse Kaffee nebenbei" auf informeller Ebene erfolgen. Genau dieses gilt auch für die Kommunikation außerhalb klar strukturierter Veranstaltungen. Dafür sind Plakate, Bilder und Protokolle wichtige Auslöser. Näheres siehe Seite 75 ff.

Um die Zeit „im Griff" zu haben, sollte es ein im Vorfeld geplantes Ende geben, also wieder wie beim Warm-up:

- eine kleine Geschichte,
- ein gemeinsames abschließendes Blitzlicht (alle Beteiligten geben ein kurzes unkommentiertes Stimmungsbild zum Abschied),
- ein Dankeschön und gute Wünsche für den restlichen Tag,
- oder ähnliches geplantes Vorgehen.

Die Moderation hat als Grundlage immer die Wertschätzung der beteiligten Personen und der gemeinsamen Ergebnisse. Das sollte sich beim Abschluss des Prozesses bemerkbar machen. Damit wird gleichzeitig die Motivation für die Fortsetzung geschaffen und die positive betriebliche Kultur gefördert.

» Die Kollektivität

gründet sich auf einem organisierten Schwund

der Personenhaftigkeit,

die Gemeinschaft

auf ihrer Steigerung

und Bestätigung

im Zueinander. «

aus: Martin Buber, Alles wirkliche Leben ist Begegnung,

Moderationstechniken

Im Folgenden werden wichtige und in der Praxis bewährte Methoden der Moderation vorgestellt und beschrieben. Notwendige Materialien und Voraussetzungen werden dargestellt (siehe Kasten) und in Kurzform am Ende jedes Methodenabschnittes zusammengefasst. Einige Grundregeln der Moderation sind unbedingt einzuhalten:

- Die Moderatorin muss der Gruppe zugewandt sein und jeden einzelnen Teilnehmer wahrnehmen. Das sollte auch durch die Sitz- und Tischanordnung im Raum unterstützt werden.
- Meistens ist die Moderation stehend besser durchzuführen, da Blickkontakt, Bewegung im Raum und auch der eigene Resonanzkörper (optimalerer Einsatz der Sprache) leichter zu optimieren sind.

- Es sollte genug Platz für Medien und Bewegung im Raum geben.
- Alle Materialien sind im Vorfeld sauber vorzubereiten. Sie sind so anzuordnen, dass die benötigten Materialien schnell griffbereit sind. Auch eine kurze Funktionsprüfung der genutzten Filzstifte im Vorfeld der Moderation hat sich bewährt.

Arbeit soll – und kann – Spaß machen. Dieses ist Grundlage für effektives Lernen!

! Grundsätzlich benötigte Materialien:

Ein *Flip Chart* und dazugehöriges Papier (Papierhalter mit Papier in Form ca. DIN A1). Die Kosten für den Halter liegen zwischen 50,- € und 120,- € je nach Material und Standbeinsystem. Papier kann von Zeitungsendrollen oder als fertige Flip-Chart-Blocks für ca. 12,- € bezogen werden. Dazu *einige Filzstifte und etwas Klebeband* zum Befestigen von vorbereiteten Fragen oder Ergänzungen.

Ein bzw. zwei *PIN-Wände oder Moderationswände* (Kosten ca. 150,- € bis 300,- € je nach Ausführung). Dazu *Nadeln und Kartenmaterial* für die Moderation (siehe Seite 43 ff.) sowie diverse Filzstifte. Sinnvoll sind große *Papiere* zum Schutz der Moderationswände und um fertige Plakate mit Beschriftungen herstellen zu können. Es gibt hierfür braunes großes Packpapier für Moderationswände.

→

Solche Wände bzw. Moderationsflächen können jedoch auch aus Kork oder Schaumstoff mit Papierüberzug günstig selber erstellt werden. Alternativ kann auch auf einem Metalluntergrund mit Magnetscheiben oder mit Klebeband auf einem glatten Untergrund (Kleiderschrank o.ä.m.) gearbeitet werden.

Alles in allem liegen die Erstinvestitionen für eine gute Ausstattung bei ca. 700,- €. Dieses Material hält jedoch dann erfahrungsgemäß viele Jahre und kann mindestens auf fünf Jahre „abgeschrieben" werden.

Ein-Punkt-, Mehrpunkt-, Skalenabfragen ... „Einen Ort für sich finden"

Bei Punktfragen geht es um kurze Informationsabfragen oder um Einschätzungen jedes Einzelnen in der Gruppe.

Es werden an alle Teilnehmer gleichfarbige Filzstifte bzw. Klebepunkte (10 bis 15 mm im Durchmesser) ausgegeben. Die Moderatorin gibt eine kurze Frage vor und alle Teilnehmer geben per Klebepunkt (in jedem Papierwarengeschäft zu bekommen) oder Filzstiftpunkt ihre Meinung dazu ab. Es gilt dabei zügig „aus dem Bauch heraus" Antworten zu bekommen. In der Moderation ist also darauf zu achten, dass die Antworten nicht „akademisch", sondern spontan und emotional kommen. Die Ergebnisse stellen grundsätzlich nur einen „Lichtblick" dar, der nur in diesem Augenblick und für den aktuellen Prozess wichtig ist.

Punktfragen eignen sich also gut für den Ein- oder Ausstieg einer Moderation oder als Auflockerung innerhalb eines längeren Prozesses. Über diese Fragen kann die Moderatorin auch einen schnellen Überblick über den Stand der Gruppe zur Fragestellung bekommen.

Zu beachten ist dabei, dass kein einzelner Teilnehmer anhand seines Punktes identifiziert werden kann. Es dürfen also nur gleichfarbige Punkte bzw. Stifte verwendet werden.

Die einfachste Form der Punktfrage ist die *JA – NEIN Form*, z.B. die Frage: „Hast du bereits an einem Qualitätszirkel teilgenommen?“ *JA* und *NEIN* werden dann als Antwortfelder vorgegeben (siehe Bild 1).

Bild 2

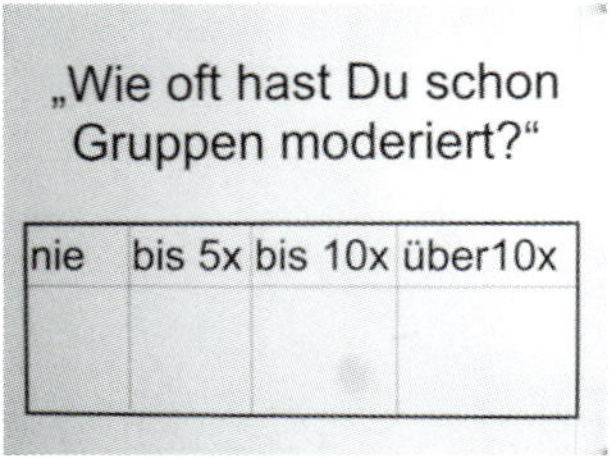

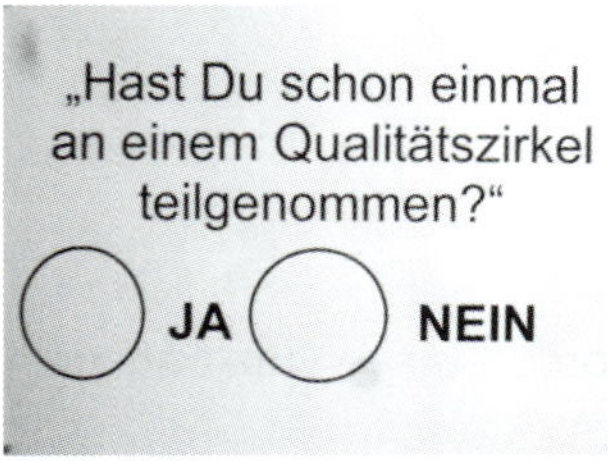

Bild 1

In einer einfachen Erweiterung können nun *mehrere Antwortmöglichkeiten* vorgegeben werden, z.B. in der Frage: „Wie oft hast du schon Gruppen moderiert?“ (siehe Bild 2).

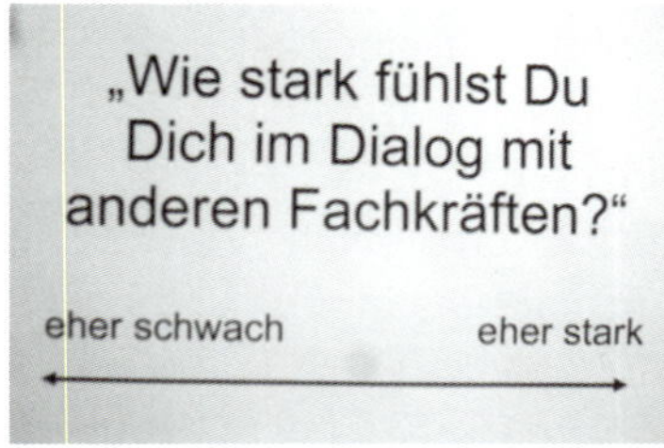

Bild 3

Eine grundlegende Selbsteinschätzung wird bei der *Skalenabfrage* erforderlich. Hierbei sollen die Teilnehmer sich auf einer jeweils von der Moderation vorgegebenen Skala „verorten“, also spontan einen Punkt für sich finden. Beispielfrage: „Wie stark fühlst du dich im Dialog mit anderen Fachkräften?“ (siehe Bild 3).

In diese Kategorie fällt auch die *Stimmungsabfrage* mit einem lächelnden Smiley oben und einem traurigen Smiley unten auf einem Blatt Papier. Dazwischen eine durchgezogene Linie. Nun werden die Teilnehmer aufgefordert einen Punkt abzugeben, um ihre aktuelle Stimmung zu orten (siehe Bild 4).

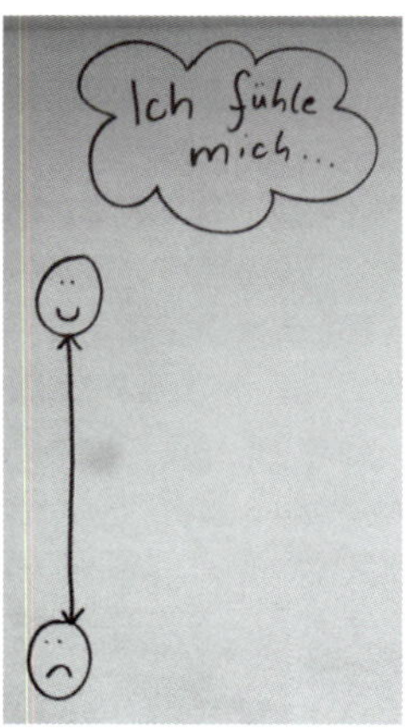

Bild 4

Die höchste Abstraktion in räumlicher Form erfordern *Drei- oder Mehreckfragen*, z.B. „In welchem Arbeitsfeld fühlst du dich besonders stark?“ Hier können in einem Dreieck die Punkte

- Praktische Pflege,
- Pflegeplanung und -dokumentation,
- Kommunikation mit den Pflegebedürftigen

jeweils an einem Dreieckwinkel angegeben werden. Die Teilnehmer können ihren einzelnen (!) Punkt dann „im Raum“ finden. Fühlt er/sie sich in allen drei Feldern gleich stark, kommt der Punkt in die Mitte des Dreiecks, da damit zu allen Ecken der Abstand gleich „nah“ liegt (siehe Bild 5).

Die letzte Form ist die *Mehrpunktfrage*, bei der jeder Teilnehmer eine vorgegebene Anzahl von Punkten zu vergeben hat, z.B. wenn die Gruppe eine Prioritätenreihenfolge für die weitere Bearbeitung von Themen finden will. Es wurden zum Beispiel im Qualitätszirkel folgende wichtige zu erarbeitende Standards bzw. Prozesse erfasst:

Bild 5

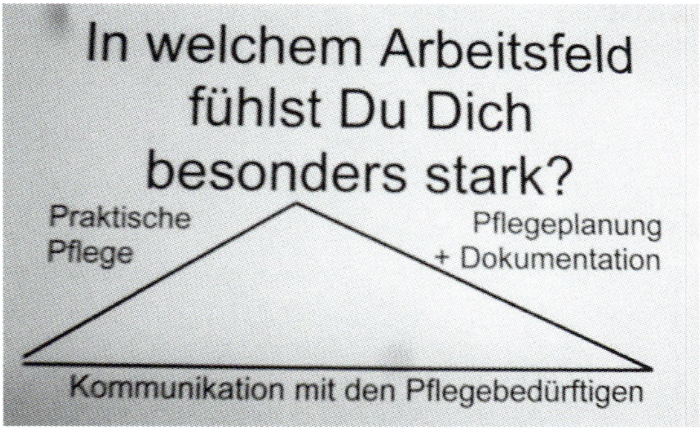

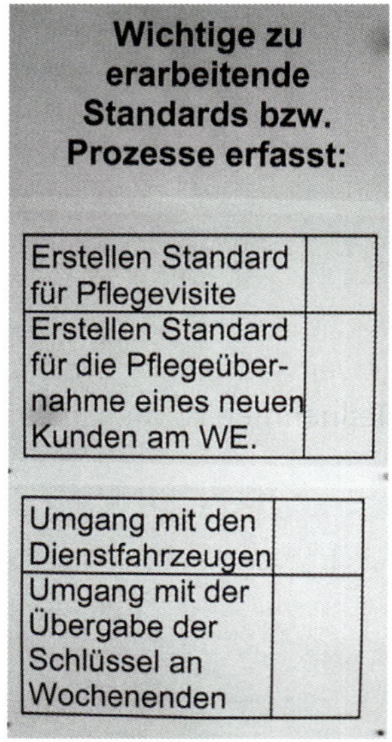

Bild 6

- Umgang mit den Dienstfahrzeugen,
- Umgang mit der Übergabe der Schlüssel an Wochenenden,
- Erstellen Standard für Pflegevisite,
- Erstellen Standard für die Pflegeübernahme eines neuen Kunden am Wochenende.

Nun darf jeder Teilnehmer vier Punkte beliebig auf diese vier Themen vergeben und am Ende wird über die Gesamtanzahl der Punkte je Thema die Reihenfolge der Bearbeitung festgelegt. Es wird also nichts weggelassen, sondern nur die Reihenfolge definiert! (Siehe Bild 6.)

Materialbedarf:

Papier als Untergrund,

Moderationswand oder Tafel (fester Untergrund),

Vorgefertigte oder spontan angeschriebene Frage mit Antwortmöglichkeiten (Schrift mindestes 65 Punkt beim Computer – besser noch größer –, es sollte eine klare, gut lesbare Schrift gewählt werden, wie z.B. ARIAL),

Klebepunkte mit ca. 1 cm Durchmesser oder dicke Filzstifte für jeden Teilnehmer,

PIN-Nadeln zur Befestigung der Fragen an der Wand oder

Magnetscheiben für eine Metallwand bzw. Klebestreifen für einen beliebigen Untergrund.

Kartenabfragen

Diese Methode bietet sich für die gemeinsame Bearbeitung eines offenen Prozesses an. Alle Teilnehmer sind gleich beteiligt. Wichtig dabei ist jedoch, dass die Moderatorin eine wirklich offene Frage an die Teilnehmer stellt, also keine vorgefertigten Antworten im Kopf hat oder die Antworten nur mit JA/NEIN ausfallen können. Am besten lässt sich der Vorgang wieder anhand eines Beispiels verdeutlichen. Ein Pflegeteam ist dabei, Stellenbeschreibungen zu entwickeln. Nun geht es um die grundlegenden Anforderungen. Eine erste Frage dazu könnte lauten:

„Welche wichtigsten Erwartungen hast Du als Pflegekraft auf der Station XY an Deine Wohnbereichsleitung?"

Nun haben vorher alle Teilnehmer abgezählte Karten (ca. 10 x 20 cm große Papierstreifen oder fertige Moderationskarten) erhalten und einen Stift. Karten und Stifte unbedingt alle in der gleichen Farbe, damit beim Ergebnis keine Person einer Karte direkt zuzuordnen ist! Die Kartenzahl richtet sich nach der Gruppengröße und der Fragestellung bzw. der Anzahl von PIN-Wänden zur Bearbeitung der Karten. Auf einer üblichen Tafel können sinnvoll bis zu maximal 20 Karten bearbeitet werden.

Die Teilnehmer schreiben auf jede Karte einen Kernbegriff oder Zusammenhang. Dieses muss von der Moderatorin am Anfang unbedingt gesagt werden, damit nicht einzelne Teilnehmer mehrere Zusammenhänge auf eine Karte schreiben und damit der folgende Prozess der Zuordnung unmöglich wird.

Um möglichst ehrliche und emotional wichtige Aussagen der Teilnehmer zu bekommen, begleitet die Moderatorin in der Phase des Kartenschreibens die Gruppe mit klaren Aufforderungen. Dazu eignet sich ein gezielter Blickkontakt, die Bewegung im Raum oder auch die verbale Aufforderungen „den wichtigsten/spontanen Punkt" aufzuschreiben. Die Zeit sollte klar begrenzt sein, da mit dem Fortschreiten der „Denkzeit" die Ergebnisse „akademisch" werden. Die Antworten werden dann nicht mehr persönlich wichtige Punkte berühren, sondern vom Wissen gesteuert (Buchwissen, Ausbildungswissen usw.). Damit verliert das

Ergebnis erheblich an individuellem Wert. In der Moderation geht es meistens um persönliche Einschätzungen, Wünsche und Meinungen sowie emotionale Antworten. Das bindet jeden einzelnen Teilnehmer an das gefundene Ergebnis, weil es ja „mein Wunsch“ ist, der dort eingeflossen ist.

Haben alle Teilnehmer eine oder mehrere Karten ausgefüllt, werden diese eingesammelt und nun von der Moderatorin an der Moderationswand, nacheinander angeheftet. Dabei wird die Karte laut in Richtung Gruppe verlesen und dann an der Wand angebracht. Bei Verständnisfragen zur Karte wird dieses im offenen Dialog bearbeitet, wobei der Kartenschreiber sich beteiligen kann oder auch nicht. Das ist seine Entscheidung. Alle Karten sind im Grundsatz anonym.

Gleiche bzw. in ähnliche Richtung gehende Karteninhalte können hierbei direkt zusammen, aber immer deutlich lesbar geheftet werden (also nicht übereinander). Beim Sortieren ist die Gruppe konsequent mit einzubeziehen und nur bei Konsens (keine Abwehr oder andere Ansicht einzelner Teilnehmer) gilt die Zuordnung zu einer Kartengruppe. Gibt es eine abweichende Meinung, wird die Karte einzeln verortet.

Im Laufe der Bearbeitung aller Karten wird hier öfter „umsortiert“ werden müssen. Gerade diese gemeinsame Zuordnung ist ein wesentlicher Teil der Moderation. Die Gruppe ist kontinuierlich in den Prozeß einbezogen. Wenn alle Karten angeheftet und passend zugeordnet sind, wird das Ergebnis nochmals gesichtet und die Gruppe gefragt, ob alle Zuordnungen stimmig sind. Letzte Korrekturen werden eventuell vorgenommen.

Gefundene Kartengruppen können nun mit einem Strich umfasst werden. Es entstehen „Höhenlinien“ auf einer Landkarte an der Tafel. Um komplexere Zusammenhänge zu bündeln, bietet es sich an, diese einzelnen „Höhenlinien“ – auch Cluster genannt – mit einem Schlagwort zusammenzufassen. Sollten sich Cluster untereinander inhaltlich nahe stehen, können auch mit Pfeilen oder Linien Verbindungen hergestellt werden. Sehr kontrovers besprochene Punkte können zur allgemeinen Kennzeichnung mit einem roten Blitz (mit Filzstift) versehen werden. Der Blitz besagt, dass es an dieser Stelle keinen Konsens in der Gruppe gegeben hat. Er stellt keine Wertung dar.

Als Ergebnissicherung werden die Karten aufgeklebt, so dass ein großes Plakat entsteht. Dieses kann für einige Zeit aushängen und damit beim Betrachten in Pausen – auch von nicht beteiligten Personen – den Dialog zum Thema anregen.

Wie auf dem Bild 7 zu sehen ist, entsteht dabei eine gemeinsame Grundlage zur Beispielfrage der Anforderungen an die Wohnbereichsleitung.

Die Gruppe hat nun die Anforderungen definiert. Dieses kann als Basis der Stellenbeschreibung oder auch einer inhaltsreicheren Stellenausschreibung genommen werden. Viele Fragen im gemeinsamen Umgang können so erarbeitet und mit einer großen Akzeptanz von allen beteiligten Mitarbeitern erfasst werden.

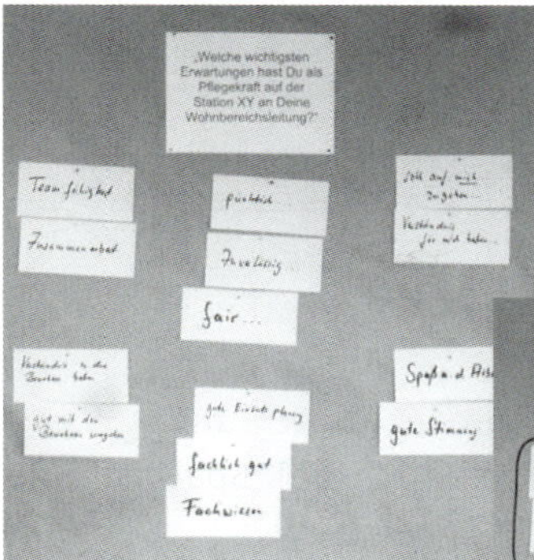

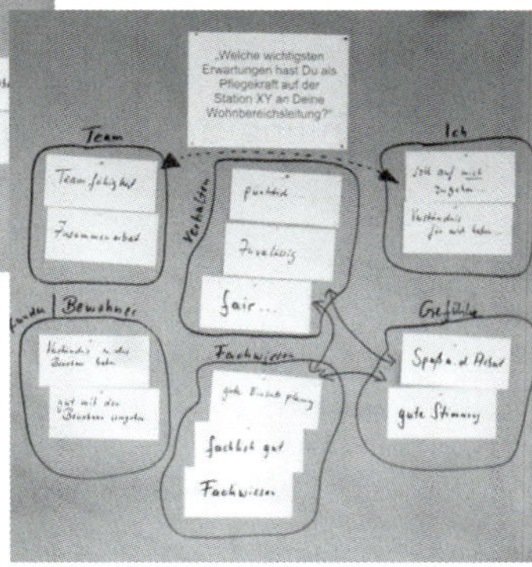

Bild 7

Die Moderation stellt einige wichtige Anforderungen an die Leitung. Besonders wichtig ist die neutrale, auf keinen Fall wertende Haltung der Moderatorin im gesamten Ablauf. Alle vorliegenden Karten von Teilnehmern sind gleichwertig und richtig. Es gilt also jede Form von Kommentierung und Wertung zu unterlassen. Auch gezielte Kommentare und Wertungen von Teilnehmern in der Bearbeitung sollten von der Moderatorin „neutral" bearbeitet werden. Alle Teilnehmer sind „gleichwertig", egal ob sie sonst immer sehr still („Mäuschen") oder sehr aktiv („Platzhirsch") sind. Gerade hierin liegt eine wesentliche Stärke der Kartenmoderation.

Alle sind in gleichem Maße aufgefordert und beteiligt. Die Praxis zeigt immer wieder, dass sich sehr selten einzelne Teilnehmer aus dem Prozess herausnehmen. Der – im positiven Sinne – Gruppendruck im gemeinsamen Arbeitsprozess motiviert erheblich dabei sich zu beteiligen. Eine mit Humor und Klarheit gewürzte Moderation kann diese Motivation nochmals erhöhen. Im Ablauf einer solchen Kartensammlung und -bearbeitung sollte ruhig gelacht werden (aber nicht über einzelne Karten). Spaß ist eine wesentliche Grundlage gemeinsamen Lernens!

Es gilt einige Grundregeln bei der Kartenmoderation konsequent einzuhalten. Verantwortlich dafür ist einzig die Moderatorin!

Regeln der Kurzmoderation = Kartenabfrage:

a) Nur ein Stichwort pro Karte.
b) Kartenmenge „planen“.
c) Klare Fragestellung.
d) Antworten „spontan aus dem Bauch“.
e) Karten nicht kommentieren.
f) Keine Wertungen vornehmen.
g) Gemeinsam entscheiden – Konsensprozess.
h) Nur den Prozess „lenken“ – nicht die Inhalte.
i) Ergebnisse sichern. Abgleich mit den gesetzten Zielen.

Materialbedarf:

Papier als Untergrund,

eine bzw. mehrere PIN-Wände/Moderationsflächen,

große Papierbogen (soll die gesamte Fläche der Moderationswand bedecken),

vorgefertigte oder spontan angeschriebene Frage (Schrift mindesten 65 Punkt beim Computer – besser noch größer – es sollte eine klare, gut lesbare Schrift gewählt werden, wie z. B. ARIAL),

einfarbige Karten (ca. 10x20 cm große Streifen) je nach Anzahl der Teilnehmer,

je Teilnehmer ein dicker Filzstift (auf einheitliche Farbe achten),

PIN-Nadeln zur Befestigung der Karten an der Wand oder Magnetscheiben für eine Metallwand bzw. Klebestreifen für einen beliebigen Untergrund,

verschiedene dicke Filzstifte für die Moderatorin (schwarz/blau/grün/rot),

Klebstoff.

Netzbild oder Mind-Map®

Das Netzbild ist eine hirngerechte Form der Datenerfassung und -bearbeitung. Unsere Denkprozesse laufen nicht statisch und in Tabellenform ab, sondern eher chaotisch und holographisch. Das Gehirn kann sehr komplexe Abläufe erfassen. Lernen benötigt Anknüpfungspunkte, aber auch neue und interessante Eindrücke. Neugier und Lust am Spiel machen das Lernen für Kinder in der von allen schon erfahrenen Art und Weise „beeindruckend". Diese offene Form des Lernens wird leider in der Sozialisation zum „Erwachsenen" oftmals verlernt.

Das Netzbild knüpft nun gerade an diese flexible Form der Erfassung wieder an. Ausgehend von einer Kernfrage oder einem Kernbegriff werden die dazugehörigen Zuordnungen in Astform erfasst (dicke Linien vom Kernpunkt ausgehend). Im Laufe des Dialoges in der Moderation werden nun von den Teilnehmern immer neue Begriffe eingebracht und diesen dicken Ästen als kleinere Äste bzw. auch dem Stammbegriff zugeordnet. So entsteht eine reiche Verästelung mit im Prinzip unendlichen Erfassungs- und Unterteilungsmöglichkeiten (nur die Größe des Papiers setzt Grenzen).

Als konkretes Beispiel nehmen wir die gemeinsame Vorbereitung eines Öffentlichkeitsstandes des Pflegedienstes in einem Einkaufsmarkt. Ausgangspunkt ist also der Öffentlichkeitsstand. Sofort fallen uns als Unterpunkte ein:

- Materialbedarf,
- Standbesetzung,
- Auf- und Abbau,
- Aktionen/Kundenansprache,
- konkrete Vereinbarungen.

Diese Hauptzweige können nun beliebig weiter im Dialog ausgearbeitet werden, also beim Punkt „konkrete Vereinbarungen" kommen:

- Zeitpunkt (10.00 Uhr bis 18.00 Uhr),
- Standpunkt (im Eingangsbereich – Fläche rechts neben dem Fahrradladen),
- Kosten (keine Standmiete ... nur für die eigenen Materialien)

  usw.

Das Ergebnis ist in Abbildung 8 verdeutlicht. Es entsteht im Laufe des Gespräches ein fertiges, umfassendes Protokoll für die gesamte Bearbeitung zur Fragestellung. Es lohnt sich dieses Plakat aushängen zu lassen, um auch später noch wichtige Merkposten nachtragen zu können. Evtl. sollten diese späteren Eintragungen in einer anderen Farbe gehalten werden, um sie sofort identifizieren zu können (einfach einen grünen Filzstift mit an das Plakat hängen).

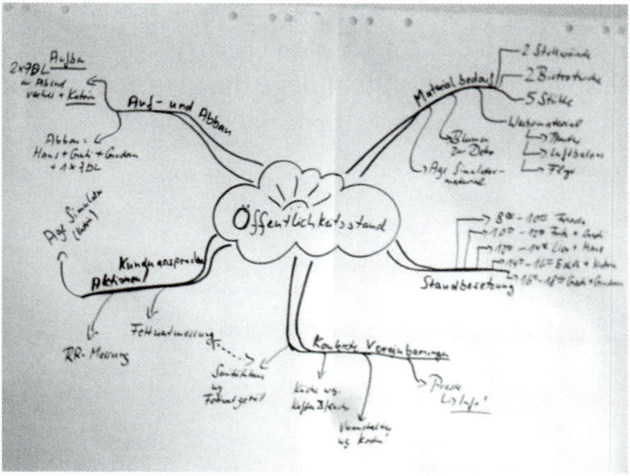

Bild 8

Deutlich wird, dass hiermit eine geeignete Form der Bearbeitung unterschiedlichster Fragestellungen gegeben ist. Das Netzbild lässt sich genauso gut auch für die eigenen Urlaubsplanung als Einzelarbeit oder zur Erfassung einer umfassenden Case Managamentplanung für eine Pflegekundin im Pflegeteam einsetzen. Kleine Bilder oder Skizzen bereichern ein solches Netzbild zusätzlich. Dabei reicht ein einfacher Smiley oder ein Strichmännchen. Bei der Arbeit kommt der Spaß am Gestalten, was wiederum die Lust am gemeinsamen Entwickeln steigert.

Für das spätere Protokoll der Ergebnisse oder auch die individuelle Nutzung wurden recht einfache und günstige Mind-Map® Programme für den PC entwickelt. Erfahrungen bestehen zum Beispiel mit dem Programm Creative Mind-MAP® von Data Becker. Es gibt inzwischen jedoch auch von anderen Softwareherstellern entsprechende Programme.

Zur Vertiefung dieser faszinierenden Methode bietet sich das Buch „Mind-Maps® in der Altenpflege" von Bernd Kiefer und Bettina Rudert an (siehe Literaturempfehlungen auf Seite 78f.). Den Autoren gelingt es mit zahlreichen Beispielen aus der Altenpflege die Idee und das Kreativitätspotenzial dieser Methode darzustellen.

! Materialbedarf:

Papier als Untergrund (Flip Chart oder Moderationswand),

dicke Filzstifte in verschiedenen Farben.

Zuruffrage und Themensammlung/Themenspeicher

Bei der Zuruffrage handelt es sich um eine rein methodische Form. Es wird schlicht die „frontale Form“ der Moderation gewählt. Die Moderatorin steht vor einer Gruppe und stellt die zu bearbeitenden Fragen. Alle Teilnehmer sind nun aufgefordert sich am Dialog dazu einzubringen. Es ist dabei im Moderationsprozess zu klären, ob die Teilnehmer sich „zu Wort melden“ oder sich offen und spontan einbringen. Dieses ist auch davon abhängig, wie flexibel und erfahren die Moderatorin ist, da sie die Verantwortung für die Wahrnehmung und Wertschätzung der Teilnehmer und deren Beiträge hat!

Die Ergebnisse sind dann von der Moderatorin an einer Tafel in tabellarischer Form oder auch als Netzbild zu erfassen. Es kann auch für jeden Zuruf eine Karte ausgefüllt und an eine Moderationswand geheftet werden. Die Vorteile der Kartenerfassung und im Netzbild wurden auf Seite 43 ff. und 49 ff. bereits erläutert. In beiden Dokumentationsmethoden bleibt das Ergebnis flexibel und kann im Laufe der Bearbeitung dem jeweiligen Bedarf angepasst werden.

Der Vorteil der Zurufmethode liegt in der spontanen Einbindung der Teilnehmer. Es wird keine große Medienvorbereitung benötigt. Dieses Vorgehen ist auch sicherlich die von allen am meisten erfahrene Methode aus der Schule und Weiterbildung.

Nachteile liegen darin, dass sich eher stille und zurückhaltende Teilnehmer, aus Angst sich in den Mittelpunkt zu stellen, kaum beteiligen. Sehr kommunikationsfreudige Teilnehmer nehmen entsprechend mehr Raum ein. Die Moderatorin ist hierbei aufgefordert eine vorsichtige, aber klare Lenkung und Steuerung vorzunehmen. Sie muss die einzelnen Gruppenmitglieder wahrnehmen und auch einmal Personen ansprechen. Es sollte jedoch auf keinen Fall ein einzelnes Mitglied „vorgeführt“ werden. Moderation lebt vom gemeinsamen Prozess, letztlich vom Dialog. Ein Blickkontakt, ein Lächeln oder ein kurzer Schritt auf jemanden zu, kann jedoch ein kräftiger Auslöser für eine Beteiligung eines Teilnehmers sein.

! Materialbedarf:

Papier als Untergrund (Flip Chart oder Moderationswand),

dicke Filzstifte in verschiedenen Farben.

Der „3-Satz“

Der „3-Satz“ ist eine Erfassungsmöglichkeit, also eine Form der Dokumentation. Es gilt in Kategorien Ergebnisse aufzunehmen. So bieten sich folgende Möglichkeiten an:

- Was (steht an)? ... Wie (machen wir es)? ... Wer (macht es bzw. ist beteiligt)? (siehe Bild 9)
- Wie war es in der Vergangenheit? ... Wie ist der Stand heute? ... Wie soll es morgen (in einem Jahr ...) sein?

Auch die wissenschaftliche Vorgehensweise in Form des „3-Satzes“ von „These ... Antithese ... Synthese“ folgt der gleichen Logik.

Bild 9

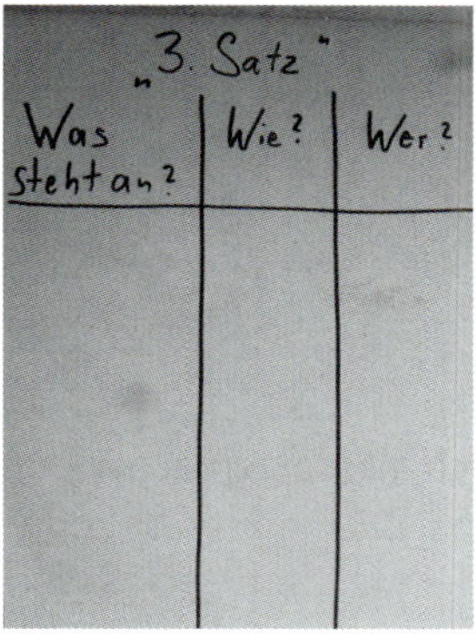

Zur Dokumentation wird ein großes Blatt Papier oder eine Tafel in drei Felder aufgeteilt und die erfassten Begriffe jeweils zugeordnet. Dabei können in Form der Zuruffrage direkte Eintragungen durch die Moderatorin erfolgen oder auch eine komplexere Kartenabfrage genutzt werden. Bei der Kartenbearbeitung wiederum können die Kategorien nacheinander bearbeitet oder gleichzeitig mit unterschiedlichen Kartenfarben erfasst werden (jedes der drei Dokumentationsfelder bekommt eine feste Farbe). Letztlich geht es um die Dokumentation der Ergebnisse und die Darstellung in einem Plakat.

Im „3-Satz" liegt die Chance, komplexere Vorgänge stark strukturiert zu bearbeiten. Das Ergebnis sollte als Plakat aushängen, um den weiteren Dialog und das Nachdenken über die Thematik anzuregen.

Materialbedarf:

Papier als Untergrund (Flip Chart oder Moderationswand) mit vorgefertigtem Raster,

dicke Filzstifte in verschiedenen Farben.

Stärken – Schwächen Tabelle

Reflexion der Prozesse, Abläufe und der eigenen Rolle ist eine wichtige Voraussetzung professionellen Arbeitens. Auch die Dienstleistung Pflege und alle beteiligten Mitarbeiter müssen sich kontinuierlich „in einem Spiegel" betrachten und eigene Stärken und Schwächen wahrnehmen. Nur so kann eine eigene Motivation („Ich bin so gut!" … „Das habe ich klasse gemacht!") und auch die Selbstkritik („Den Teil muss ich ab sofort anders machen!") im Sinne der Kunden erfolgen.

Grundlage dafür ist ein schlichtes Blatt Papier mit zwei großen Feldern. Links die Stärken und rechts die Schwächen. In unserem Kulturkreis ist diese Form sehr zu empfehlen, da wir von links nach rechts lesen und „wahrnehmen". Psychologisch machen uns unsere Stärken stark und unsere Schwächen „ziehen uns runter". Es gilt also in jeder Reflexion sich positiv zu stimmen, also die Stärken in den Vordergrund zu bringen. Es gibt keinen Menschen und keinen Prozess, in dem wir nicht eine Stärke, etwas Erfolgreiches und Gelungenes finden!

Ausgehend von dieser positiven Basis können die ebenfalls fast immer vorhandenen Schwächen, Fehler oder Pannen erfasst und ernst genommen werden. An diesen Punkten muss das System oder der einzelne Mensch arbeiten, aktiv werden. Dazu benötigt er Kraft, da Veränderungen erst einmal allen Menschen Angst machen.

Im gemeinsamen Prozess kann diese Dokumentation als Zuruffrage oder Kartenabfrage (mit zwei verschiedenen Kartenfarben) erfolgen (siehe Seite 43 ff. und 49 ff.).

Eine besondere Form der Stärken/Schwächen-Analyse ist die SWOT Analyse aus der Betriebswirtschaftslehre. Hierbei werden zusätzlich noch die Felder „Chancen“ und „Gefahren“ in die Analysedokumentation aufgenommen. Es entsteht also eine Dokumentation mit vier Schriftfeldern (siehe Bild 10). SWOT steht dabei für:

- Strength (Stärken),
- Weakness (Schwächen),
- Opportunities (Chancen),
- Threats (Gefahren).

Mit diesem Instrument können nun Situationen genauer betrachtet und die Ergebnisse klar gegliedert dokumentiert werden.

Als Beispiel ist im Qualitätszirkel die Frage des weiteren Umganges mit den individuellen Schulungen von Pflegepersonen nach dem § 45 SGB XI im Betrieb zu klären. Die Pflegekräfte erfassen nun die Stärken und Schwächen ihres Betriebes in Bezug auf diese individuellen Schulungen. Anschließend betrachten sie gemeinsam

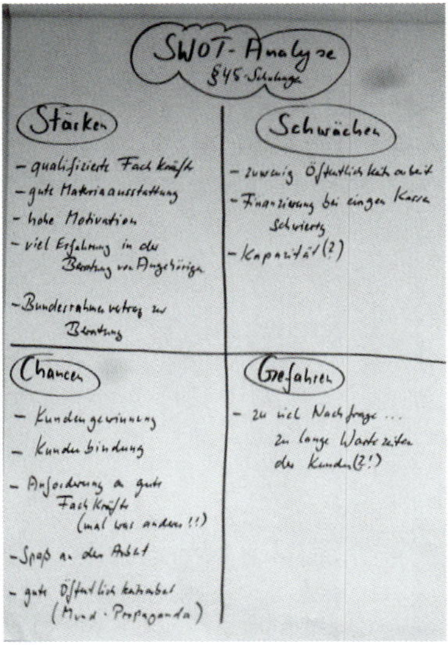

Bild 10

die Chancen beim Ausbau dieser Dienstleistung und die möglichen Gefahren. Das Ergebnis ist für die Geschäftsführung und die Pflegedienstleitung eine sehr gute Grundlage zur konkreten strategischen und operativen Entscheidung zu dieser Dienstleistung.

Ebenso kann aber auch das Pflegeteam in Bezug auf die eingesetzte Pflegedokumentation eine entsprechende Analyse vornehmen, um eine anstehende Entscheidung zum Wechsel des Systems besser bearbeiten zu können.

Grundsätzlicher Vorteil der SWOT-Analyse ist neben der IST-Erfassung (Stärken und Schwächen) die Betrachtung der Zukunft (Chancen und Gefahren). Damit kommt eine grundlegend neue Dimension in den Prozess. Eine Vision und Ziele für jeden Einzelnen und den Betrieb als Ganzes wird in der zunehmend zu einem „Einkaufs- und Marktmodell“ sich verändernden Pflege immer wichtiger.

! Materialbedarf:

Papier als Untergrund (Flip Chart oder Moderationswand) mit vorgefertigtem Raster,

dicke Filzstifte in verschiedenen Farben.

Brainstorming

Beim „Hirn-Sturm“ geht es darum, spontan und ohne jede Auswahl, Wertung und Einschränkung die Gedanken frei zu lassen. Zu einem Schlagwort oder einer Frage werden alle Gedanken frei ausgerufen und von der Moderatorin auf einem Blatt Papier niedergeschrieben. Dabei wird keine Sortierung oder Ähnliches vorgenommen. Alle Äußerungen werden sofort und ohne Korrektur wahllos auf das Papier „gebannt".

Die Praxis zeigt immer wieder wie wunderschön unsere spontanen Fähigkeiten für Wortverknüpfungen sind. Da hier emotionelle, fachliche und bildhafte Begriffe nebeneinander gesammelt werden, stellt das Ergebnis immer eine umfangreiche Sammlung zum Thema dar.

So wurde folgende Frage in einer Veranstaltung mit einem Brainstorming begonnen:
„Was verbinden Sie mit dem Medizinischen Dienst der Krankenkassen?"

Die Antworten darauf:
- Aufsichtsorgan
- nervige Kontrolle
- Kassenpolizei
- hohe Fachlichkeit
- Beratung
- Mist
- zusätzliche Arbeit
- Kontrolletti
- Superfachleute
- Gutachten für Pflegeversicherung
- Arztkontrolle
- Qualitätsorgan der Kassen

- ärgerliche Aufsicht
- Angst
- viel Kontrolle, wenig Beratung

...

Nach zwei Minuten wurde das Brainstorming in einem Qualitätszirkel zur Selbsteinschätzung der Qualität im eigenen Pflegedienst mit fünf Pflegekräften beendet. Da dieser Zirkel unter anderem auch das MDK – Begutachtungskonzept berücksichtigen sollte, wurde mit diesem Schritt ein erstes „Bild“ für dieses in der Pflege wichtige Aufsichtsorgan erstellt. Ziel war, im nächsten Schritt die positiven Aspekte für die eigene Bewertung heraus zu kristallisieren und sich auf die negativen Aspekte einzustellen (Reflexion!).

Das Brainstorming lässt sich auch sehr gut alleine anwenden, um sich einer Frage oder einem Problem zu nähern.

Materialbedarf:

Papier als Untergrund (Flip Chart oder Moderationswand),

dicke Filzstifte in verschiedenen Farben.

Blitzlicht

Im Blitzlicht wird spontan eine persönliche Einschätzung „in den Raum gegeben“. Jede Äußerung bleibt dabei ohne

Kommentar und wird nicht diskutiert („zerhackt"). Diese Methode bietet sich an, um eine Einschätzung zur Stimmung in der Gruppe zu erhalten, zum Beispiel bei Störungen im Prozess. Dann könnte eine auslösende Frage sein:
„Wie ist deine Stimmung im Moment und was würdest du dir zur Lösung der aktuellen Spannungen wünschen?"

Um sich auf eine fachliche Ebene einzustimmen, könnte folgende Frage ein Blitzlicht einleiten.
„Wie schätzt du jetzt und aktuell die Situation auf deiner Station in Bezug auf die Pflegeplanung ein?"

Es geht also meistens um eine persönliche Stimmung, eine oftmals emotionale Einschätzung für die aktuelle Situation. Es wird dabei nicht offiziell dokumentiert und es gilt immer nur für den Moment ... stellt also meistens keine durchdachte Meinung oder Stellungnahme dar.

! Materialbedarf:

kein Material.

Interview und Gruppenarbeiten

Lernen in Gemeinschaft ist in der Pflege eine wichtige Grundlage, da es fast immer darum geht, im Pflegeteam mit den Kunden „um zu gehen". Es gibt sehr viele Schnittstellen in der Pflegedienstleistung. Angefangen von der gemeinsam zu bearbeitenden Dokumentation und den Einschätzungen in der Pflegeplanung zu einem Kunden bis hin zur Pflegeleistung konkret in den zu unterschiedlichen Zeiten stattfindenden Einsätzen. Der pflegebedürftige Mensch und auch die pflegenden Angehörigen und Bezugspersonen erwarten von der Pflege eine einheitliche, transparente und abgestimmte Leistung.

Um sich auf diese enge Zusammenarbeit einzustimmen, ist die Bearbeitung von Prozessen im Team eine gute Basis. Zudem findet Lernen wesentlich durch das eigenständige Bearbeiten und Aussprechen von Zusammenhängen statt. Reines Zuhören und Konsumieren hat eine ausgesprochen geringe Merkquote (unter 10 % bei nur verbaler Information). Mit der selbst bearbeiteten Frage und dem daraus entstehenden Ergebnis werden Lernquoten von über 80 % erreicht!

Interview

Das Interview ist ein guter Einstieg in die gemeinsame Bearbeitung von Zusammenhängen. Zwei Personen setzen sich zusammen und befragen sich gegenseitig zu einer Aufgabe oder Fragestellung.

Die jeweils fragende Person übt dabei, gezielte, unterstützende Fragen zu stellen, genau zuzuhören, den Partner wahrzunehmen. Die befragte Person fühlt sich im Mittelpunkt, lässt ihre Gedanken „fließen“ und ist motiviert.

Grundsätzlich sollten beide Partner einen Zettel und einen Stift haben und wichtige Zusammenhänge für den Interviewpartner notieren.

Diese Methode bietet sich schon bei Vorstellungsrunden in neuen Gruppen an. Dabei hat sich in der Praxis gut bewährt, wenn sich im Anschluss an das Interview die Partner gegenseitig vorstellen und nicht jeder sich selbst! Die Darstellungen werden dadurch meistens präziser, mit anderen Schwerpunkten besetzt und „bunter".

Ebenso können auch fachliche Fragen sehr präzise besprochen werden. Folgende Fragen wurden unter anderem in der eigenen Weiterbildungspraxis im Interview mit Erfolg bearbeitet:

- *„Welche Anforderungen stellst du an deine Arbeit in der Pflege?"*
- *„Welche konkreten Dienstleistungen/Produkte bietest du deinen Pflegekunden?"*
- *„Wie ist deine Einschätzung zu einer eigenständigen Station für an Demenz erkrankte Bewohner? Begründe diese!"*

Als Weiteres lassen sich bestimmte Methoden gut zusammenbringen. So kann eine Stärken/Schwächen-Analyse (siehe Seite 56ff.) sehr gut im Interview bearbeitet werden.

Grundsätzlich sind die Aufgaben und Fragen groß auszuhängen, also auch noch später zum Nachlesen zu dokumentieren. Eventuell macht es Sinn, die Aufgabe mit einfachen Arbeitsanweisungen (Fragestellung, Zeitplanung, Raum, Material, Ergebnisdarstellung) an die Arbeitsgruppen in Form eines Arbeitsblattes zu geben.

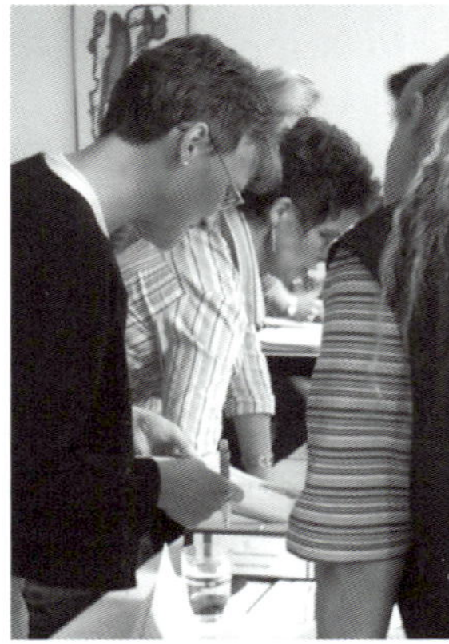

Gruppenarbeiten

In der Gruppe unterstützen sich die Teilnehmer untereinander. Jeder Einzelne kann seine Stärken einbringen und eigene Schwächen können kompensiert werden. Vertrauen und Spaß am Dialog sind wichtige Voraussetzungen für den gemeinsamen Prozess. In diesem Sinne sollte die Gruppenzusammensetzung genau der Fragestellung angemessen sein. Es gilt als Moderatorin zu klären:

- Wie groß soll die Arbeitsgruppe sein? Zu große Gruppen schaffen nicht genug Beteiligungspotential für jeden Einzelnen. Zu kleine Gruppen bieten nicht genug Ideenreichtum und anteiliges Wissen.
- Wie viele Teilfragen sollen in den Arbeitsgruppen bearbeitet werden, oder sollen alle Gruppen die gleiche Fragestellung/Aufgabe bewältigen?
- Sollen sich die Arbeitsgruppen selbstständig finden? Dann setzen sich bekannte Teilnehmer zusammen und es könnte dazu kommen, dass Einzelne ausgegrenzt werden (Verantwortung der Moderatorin damit positiv umzugehen).

Alternativ dazu werden Gruppen von der Moderatorin zusammengestellt (Abzählverfahren, bestimmte Fachkräfte zusammen, stationsweise, u. ä. m.).

- Gibt es genug Raum und Material für alle Arbeitsgruppen? Was wird insgesamt benötigt?
- Zeitplanung für die Gruppenarbeit.
  Planung der Präsentation der Gruppenergebnisse. Sollen diese als Plakate ausgehängt oder einzeln im Plenum dargestellt werden? Sollen die Ergebnisse im Plenum noch weiter besprochen oder nur als Ergebnis der Arbeitsgruppe festgestellt werden?

Diese Aufzählung zeigt bereits deutlich, dass eine gute Gruppenarbeit mindestens so viel Arbeit macht wie eine eigenständige Moderation/Präsentation. Schlechte Vorbereitung an dieser Stelle würde sich negativ auf das Ergebnis auswirken und schafft Unzufriedenheit. Die Moderatorin hat die Verantwortung auch für diesen Prozess. Sie sollte auch auf jeden Fall für Fragen, Probleme und Konflikte in den Arbeitsgruppen präsent sein. Alle Teilnehmer erwarten von ihr Aufmerksamkeit, Respekt und Wertschätzung der Arbeitsergebnisse!

Aufgrund der enormen Vielfalt in dieser Arbeitsmethode können die aufgeworfenen Fragen an dieser Stelle nicht allgemeingültig beantwortet werden. Mit der Aufzählung soll einzig die Vorbereitung und Idee dargestellt werden.

Grundsätzlich sind die Aufgaben und Fragen groß auszuhängen, also auch noch später zum Nachlesen zu dokumentieren. Eventuell macht es Sinn, die Aufgabe mit einfachen Arbeitsanweisungen (Fragestellung, Zeitplanung, Raum, Material, Ergebnisdarstellung) an die Arbeitsgruppen in Form eines Arbeitsblattes auszuhändigen.

Materialbedarf:

je nach Bedarf unterschiedlich,

auf jeden Fall sollte Notizpapier und genügend Moderationsmaterial zur Verfügung stehen.

Musterdarstellung einer moderierten Dienstbesprechung

Im Folgenden wird eine reale umfassende und moderierte Besprechung in einem Betrieb dargestellt. Die Veranstaltung wurde vom Autoren gestaltet und praktisch mit Fachkolleginnen aus der Pflegeleitung durchgeführt. Das Muster soll anregen, jedoch nicht „nachgespielt" werden. Jede Moderation bedarf einer individuellen Planung.

Es handelt sich bei der Musterveranstaltung um den Abschluss eines langjährigen Prozesses zur Erstellung eines Pflegekonzeptes inklusive Leitbild und Leitidee des Pflegebetriebes. Diese Bearbeitung dauerte insgesamt knapp zwei Jahre.

In der Qualitätssteuergruppe als höchstem Qualitätsgremium des Betriebes wurde beschlossen, dass das fertige Pflegekonzept in den drei regionalen Pflegestationen des

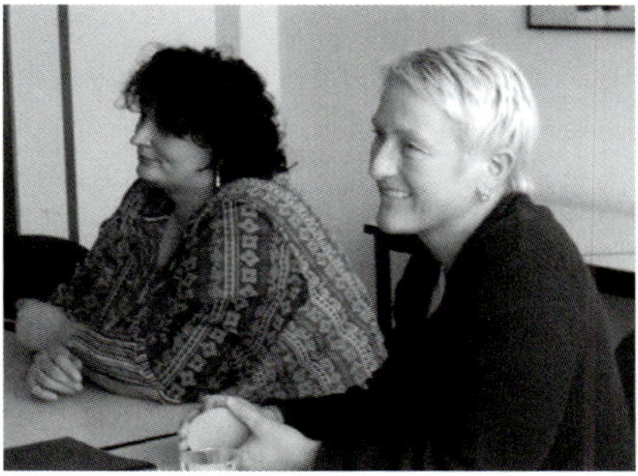

Betriebes als „moderierte Dienstbesprechungen" eingeführt werden soll. Parallel wurde das Konzept im Internet als PDF-Datei veröffentlicht und in allen Stationen ausgehängt. Jede/r MitarbeiterIn bekam das Konzept in Papierform zudem in der Dienstbesprechung ausgehändigt.

Pflegekonzept aus: www.asb-ambulante-pflege.de

Mit dieser Form sollten alle MitarbeiterInnen erreicht und das Konzept in der Öffentlichkeitsarbeit verstärkt eingesetzt werden. Mit der Darstellung soll nur das methodische Vorgehen beschrieben werden.

Es wird hier keine Wertung zur Qualität des Konzeptes ausgedrückt. Ein solches Konzept befindet sich auch sinnvollerweise permanent „im Fluss" und muss den jeweiligen Anforderungen angepasst werden. Auf der folgenden Seite wird die methodische Planung der Veranstaltung dargestellt:

WorkShop-ASB-Ambulante Pflege GmbH HB: „Qualitätsentwicklung ... Das Pflegekonzept ... “

1.Teil: Einführung – 10 Min.

Vorstellung

- Meta-Plan Befragung zur Qualität in der täglichen Arbeit bzw. aus dem Blickwinkel der konkreten Pflege am Kunden
- Zieldefinition (Empathie ... Professionalität) Pin-Wand/Folie

2.Teil: Was ist „Qualität“ – 40 Min.

Welche Begriffe fallen dir zum Thema Qualität spontan ein?

- Sammeln und Besprechen der Kartenbegriffe diverse Karten/Pin-Wand

Vertiefung

- Gemeinsame Definition von Qualität Flip-Chart
- Anforderungen aus dem SGB XI – Die LQN als Basis zukünftiger Pflegedienstleistungen ... (Folie)

3.Teil: Pflegekonzept/Bereichshandbuch/ QM-Unterlagen – 40 Min.

- Qualitätsentwicklung beim ASB – anhand des BV-Leitfadens und der Grundlagen der ASB Ambulante Pflege GmbH (Bereichhandbuch/Grundsätze/ Pflegekonzept) (Mind-Map/Flip Chart/Folien/Muster)
- Leitsätze Flip Chart/Folien
- Pflegedefinition Flip Chart/Folien

→

- Pflegeleitbild Flip Chart/Folien
- Konzept nach Monika Krohwinkel Flip Chart/Folien
- Pflegestandards/Pflegeplanung/Pflegedokumentation (Pflegeprozess)
- Pflegekompetenz

Abschlussrunde und Feed-Back

Stand: SBL 03.08.2002

Zum konkreten Ablauf der Dienstbesprechungen:

Planung und Vorbereitung

In den drei Pflegestationen wurde mit den verantwortlichen leitenden Pflegefachkräften (Pflegedienstleitungen) die Veranstaltung terminiert und die Raum- und Materialplanung vor Ort vorgenommen.

Die inhaltliche Vorbereitung lag in der Verantwortung des Einrichtungsleiters (wirtschaftlicher Leiter – WEL) und der Fachkraft für Qualitätsberatung (QB). Beide Personen sind im Betrieb mit klaren Kompetenzen/Aufgaben bekannt und respektiert. Um den „Tanz der Veranstaltung“ zeitlich und inhaltlich zu strukturieren wurde vom Einrichtungsleiter in gewohnter Form ein Ablaufplan erstellt und mit dem Qualitätsberater abgestimmt. Diese Planung sollte die Veranstaltung aufgliedern, die Methoden und den Zeitrahmen definieren. Für die Veranstaltung waren 90 Minuten geplant.

Einladung

Die Einladung zur Veranstaltung erfolgte regional individuell durch einen Aushang, Bekanntmachung in der vorherigen Dienstbesprechung und direkte Ansprache der Pflegekräfte. Es sollte eine große Zahl an MitarbeiterInnen erreicht werden. Aus diesem Grunde wurde auch eine Dienstbesprechung gewählt und keine gesonderte Fortbildung, da die Dienstbesprechungen in der Regel von den Pflegekräften für die eigenen Kommunikationsbedürfnisse und den Fachaustausch genutzt werden. Die Beteiligung ist dabei meist sehr gut (siehe Bild 12).

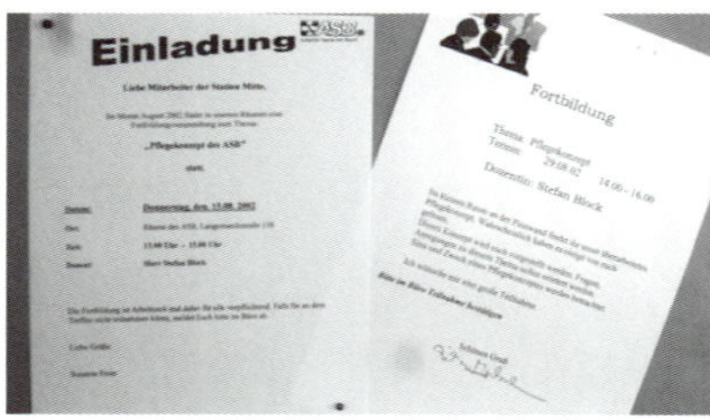

Bild 12

Durchführung

Der Ablaufplan wurde in allen drei Veranstaltungen eingehalten. Die Arbeitsaufteilung erfolgte dabei folgendermaßen:

1. Teil: Einführung

Verantwortlich für den Einstieg war der WEL. Die Begrüßung und die Darstellung der Idee der Veranstaltung wird so als Wertschätzung und klare Aufforderung über den „Chef" kommuniziert. Eine kurze Geschichte leitete das Thema ein. Dieses Vorgehen ist als Ritual bei Fortbildungen und Veranstaltungen mit dem WEL bereits ein eingeführtes Signal und wird von den Teilnehmern inzwischen „erwartet“. Diese Geschichte sollte jeweils bezogen auf das Thema eine „Idee“ geben und die „Herzen und die Köpfe“ der Anwesenden erreichen und „öffnen“. Diesmal wurde von Rabindranath Tagore folgende Geschichte ausgewählt:

„Warum erlosch die Lampe?
Ich hielt meinen Mantel davor,
um sie vor dem Wind zu schützen.
Darum erlosch die Lampe.

Warum verwelkte die Blume?
Ich preßte sie ans Herz
in ängstlicher Liebe.
Darum verwelkte die Blume.

Warum trocknete der Strom aus?
Ich legte einen Damm hindurch,
um ihn mir nützlich zu machen.
Darum trocknete der Strom aus.

Warum zerbrach die Harfenseite?
Ich versuchte ihr einen Ton zu entreißen,
der ihre Kräfte überstieg.
Darum zerbrach die Harfenseite.“

(zitiert aus = „Der Elefant“ zusammengestellt von Wilfried Reifarth und Martin Scherpner 3., erweiterte und völlig neu bearbeitete Auflage, – Frankfurt 1993 – Eigenverlag des Deutschen Vereins für öffentliche und private Fürsorge)

Damit wurde die Relativität von Schutz, also Fürsorge und dem Ergebnis von Qualität angesprochen. Über drei Ein-Punkt-Fragen wurden dann alle Pflegekräfte in das Thema eingeführt (siehe Bild 13).

Die konkrete Zieldefinition der Veranstaltung wurde über den QB als bekannte Fachkraft für Qualitätsfragen im Betrieb auf einem Flip-Chart kurz dargestellt:

- Bekanntmachung des Konzeptes,
- Einbeziehung des Konzeptes in die tägliche Arbeit,
- Professionalität der angebotenen Pflegedienstleistung,
- Vorbereitung für QM-Prüfungen durch den MDK.

Die Planzeit von 10 Minuten wurde in allen drei Veranstaltungen leicht überschritten (von 12 bis 15 Minuten).

2. Teil: Was ist Qualität?

Durchführung QB im Dialog mit den Pflegekräften. Der Einstieg erfolgte über die Frage: *„Welche Begriffe fallen dir spontan zum Thema Qualität ein?"*

Die Begriffe wurden vom QB nach Zuruf auf Karten notiert und an die Moderationswand gepinnt. Aus dem Ergebnis wurde dann gemeinsam eine QM-Definition erstellt. Als nächster Schritt wurden anhand der gesetzlichen Vorgaben (§ 80 SGB XI/Vertrag nach § 132 a SGB V) zur Qualitätssicherung die Anforderungen an einen Pflegedienst vorgestellt (auf Folie bzw. am Flip-Chart).

Die Planzeit von 40 Minuten wurde in allen drei Veranstaltungen eingehalten.

3. Teil Pflegekonzept/Bereichshandbuch/QM-Unterlagen

Im Wechsel zwischen WEL und QB wurde in diesem Teil das erarbeitete Konzept anhand der Bundesrichtlinien des Verbandes (Vorstellung des Qualitätshandbuches als Anregung vom Bundesverband) und des eigenen seit 1995 entstandenen und kontinuierlich überarbeiteten QM-Handbuches dargestellt.

Das Pflegekonzept wurde allen Teilnehmerinnen ausgehändigt und in den einzelnen Abschnitten kurz vorgestellt (siehe Bild 14). Herausgehoben wurde das Leitbild des Betriebes (siehe Bild 15) und zum Abschluss wurde der Begriff der Professionalität besprochen (siehe Bild 16).

Das Zeitziel von 40 Minuten wurde in allen drei Veranstaltungen eingehalten.

Bild 13

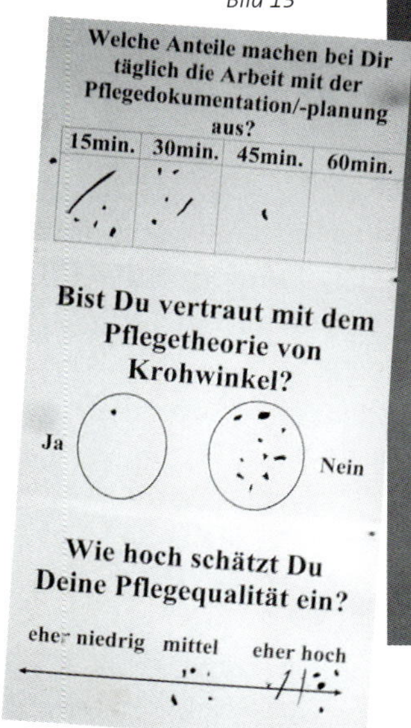

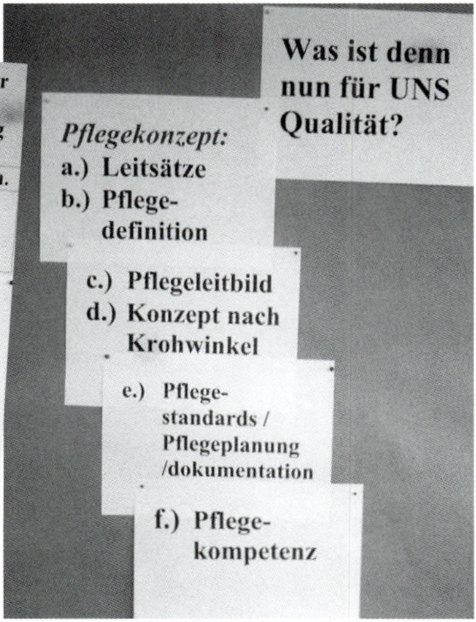

Bild 14

Bild 15

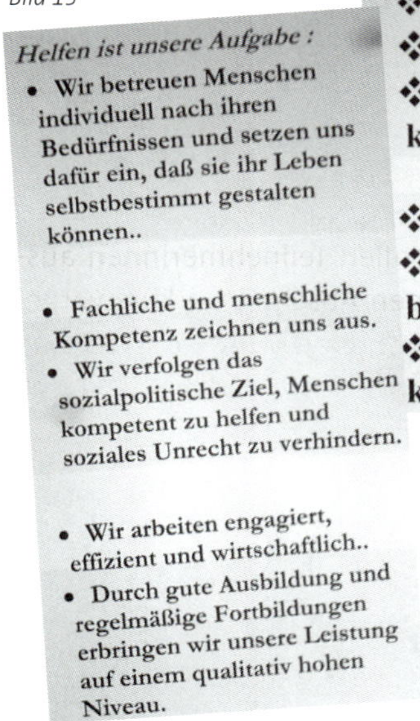

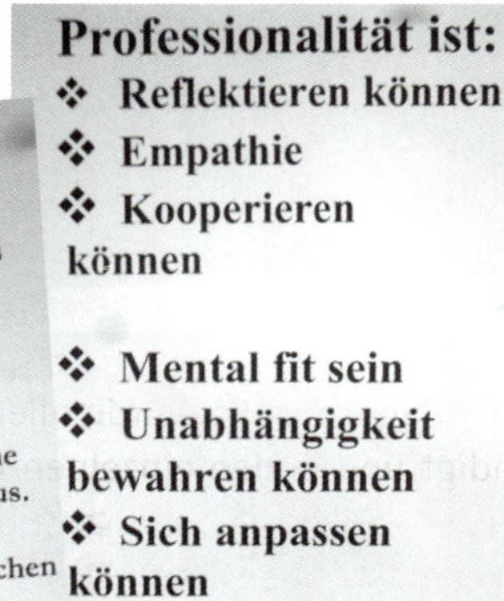

Bild 16

Ergebnissicherung und Abschluss

Die Veranstaltungen waren sehr gut besucht. Es wurden insgesamt über 40 Pflegekräfte direkt erreicht. Allen nicht anwesenden wurde das Konzept ausgehändigt und die Pflegedienstleitungen und der QB waren für Fragen offen. Das Zeitziel wurde in allen drei Stationen leicht überzogen (5 – 10 Minuten), da sich die Pflegekräfte rege am Dialog beteiligten.

Zum Abschluss wurde jeweils als Ausklang die Geschichte „Der Fährmann“ von Martin Buber (Sammlung von Geschichten) vorgelesen (siehe Elefant – Frankfurt a.M. 1993).

» Es kommt nicht darauf an,
daß einer dem andern alles sage,
was ihm einfällt,
sondern darauf allein,
daß er zwischen sich
und den andern
keinen Schein
sich einschleichen lasse. «

aus: Martin Buber, Alles wirkliche Leben ist Begegnung,
© Gütersloher Verlagshaus GmbH, Gütersloh

Dokumentation und Protokoll

Ein wesentlicher Teil der Ergebnissicherung ist die entsprechende Dokumentation der Vereinbarungen aus dem Moderationsprozess.

Plakat

In vielen beschriebenen Methoden sind die genutzten Medien bereits fertige Plakate zur Ergebnissicherung. Bei der Kartenabfrage, dem Netzbild, dem „3-Satz“ und Ähnlichem wurden die Ergebnisse auf einer PIN-Wand oder dem Flip-Chart bereits festgehalten. Diese Plakate können im Besprechungsraum oder an fest definierten Stellen im Betrieb ausgehängt werden. Das regt auch im Nachhinein den Dialog an. Nicht beteiligte Mitarbeiter sehen die

Ergebnisse, kommen über die – für sie vielleicht nicht so recht verständlichen – Plakate ins Grübeln und fragen nach.

Aber auch am Prozess beteiligte Personen werden durch die Plakate angeregt weiter über den bearbeiteten Prozess nachzudenken. Es fallen dem einen oder anderen auch noch fehlende Punkte auf. Diese können dann in der nächsten Besprechung ergänzt oder der verantwortlichen Moderatorin benannt werden. Oftmals regen Plakate auch zum „malen" an. Das kennen wir alle, wenn dem Foto auf einem Plakat ein Bart zugefügt wird oder Ähnliches. Das ist ein durchaus kreativer Ablauf und sollte auch bei unseren Plakaten gefördert werden. Ein zugefügter dicker Filzstift, am besten in einer auffälligen Farbe, lädt dazu ein, Begriffe, Ideen, Anregungen in das Plakat einzufügen. Allerdings sollten nicht zu viele Plakate aushängen, da damit die Aufmerksamkeit zu sehr aufgesplittet wird. Damit rücken die für den Betrieb wichtigen Prozesse evtl. in den Hintergrund und die Vielfalt wird zur Einfalt!

Besser ist es also immer nur vom aktuellen Bearbeitungsablauf die Plakate auszuhängen und nach einer angemessenen Zeit abzunehmen. Verantwortlich hierfür ist die Moderatorin oder eine im Moderationsprozess benannte Person.

Protokoll

Auf jeden Fall sollten von allen Dienst- und Teambesprechungen Ergebnisprotokolle erstellt werden. Verantwortlich für die Koordination und „Auftragsvergabe" ist die Moderatorin der Veranstaltung.

Grundsätzlich können Protokolle von einem Teilnehmer rundum oder auch als festgelegte Funktion einer Mitarbeiterin („Schriftführerin") geschrieben werden. Es kann aber auch Sinn machen, bestimmte Protokolle gezielt als Führungskraft selber zu schreiben. Da in diesen Niederschriften immer auch gemeinsame Definitionen, Beschlüsse und wichtige den Betrieb lenkende Prozesse festgehalten werden (können). In einer solchen Ergebnissicherung steckt auch eine gewisse „Definitionsmacht". Es gilt im Protokoll kurz die Grunddaten der Veranstaltung zu fixieren (Datum, Ort, Teilnehmer nach TN-Liste, Grund der Besprechung, Moderation, protokollverantwortliche Person) und die besprochenen Ergebnisse in übersichtlicher und kurzer Form festzuhalten. Vereinbarungen bzw. Beschlüsse sind eindeutig zu kennzeichnen. Der Verteiler und der Weg der Verteilung ist ebenfalls einmal festzulegen. In der Praxis wird oftmals der Empfang der Ergebnisnotiz per Kurzzeichen von allen Mitarbeiterinnen bestätigt. Dieses ist einmalig zu vereinbaren.

In der eigenen Praxis hat sich im Verwaltungs- und Führungsbereich der Verteiler über E-Mail gut bewährt. Ein einmal eingerichteter E-Mail-Verteiler ist ein zuverlässiges und sehr zeitsparendes Instrument. Der Versand wird automatisch dokumentiert und bedarf keiner weiteren Bestätigung des Empfängers.

Zu guter Letzt sollten sich Protokolle in einem für alle betroffenen Personen zugänglichen Ordner befinden. So kann jeder bei Bedarf in diesen Dokumenten auch später noch nachschlagen.

» Der Erzieher braucht kein sittliches Genie zu sein, um Charaktere zu erziehen; aber er muß ein ganzer lebendiger Mensch sein, der sich seinem Mitmenschen unmittelbar mitteilt: seine Lebendigkeit strahlt auf sie aus und beeinflußt sie gerade dann am stärksten und reinsten, wenn er gar nicht daran denkt, sie beeinflussen zu wollen. «

aus: Martin Buber, Alles wirkliche Leben ist Begegnung,

Verwendete und empfehlenswerte Literatur

- Barker, Alan: „30 Minuten bis zur effektiven Besprechung“ – GABAL TbOffenbach 1998
- Böhme, Hans: „Haftungsfragen und Pflegeversicherungs-gesetz“ – KDA Köln 1997
- Hoffmann-Gabel, Barbara: „Besser verstehen lernen“ – Hannover 1999
- GABAL: „Aktive Lernmethoden“ – Heidersheim 2003 (www.gabal.de)
- Kern, Norbert : „Qualitätsmanegement“ München 2004
- Kiefer, Bernd u. Rudert, Bettina: „Mind-Maps® in der Altenpflege“ – Hannover 2003
- Klebert, Karin u. a. m.: „KurzModeration“ – Hamburg 1987
- Kreutzmann, Reiner: „Mit Wissensmanagement zu deutlich mehr Erfolg“ – aus dem Internet = www.schoenherr.de
- Rieger, Jacqueline: „Der Spaßfaktor“ – Offenbach 1999

- Seifert, Josef W./Kraus, Rolf: „Mitarbeiter-Gruppen“ – Offenbach 1996
- Seifert, Josef W.: „Visualisieren, Präsentieren, Moderieren“ – Offenbach 1989
- Seifert, Josef W.: „Besprechungen erfolgreich moderieren“ – Offenbach 2003
- Simon, Walter: „Die neue Qualität der Qualität“ – Offenbach 1996
- SK LL Autorenteam: „Kreativ lehren und lernen“ – Offenbach 1995
- Watzlawick, Paul./Beavin, J.H./Jackson D.D.: „Menschliche Kommunikation. Formen, Störungen, Paradoxien“ – Bern Stuttgart Wien 1974

Schöne Sammlungen von Kurzgeschichten zum Ein- und Ausstieg aus Moderationen

- Buber, Martin: „Alles wirkliche Leben ist Begegnung“ – München 1999 – ISBN3-87996-375-4
- Mello, Anthony de: „Eine Minute Weisheit“ (TB) – Freiburg 1998 – ISBN3-451-20649-8
- Nölke, Matthias: „Anekdoten, Geschichten, Metaphern“ (mit Text CD-Rom) – Planeck 2002 – ISBN 3-448-05216-7
- Reichel, Gerhard: „Der Indianer & Die Grille“ – Forchheim – ISBN 3-923241-03-8
- Reifarth, Wilfried und Scherpner, Martin: „Der Elefant“ – Eigenverlag des Deutschen Vereins – Frankfurt a. M. 1993 (Nur beim DV zu beziehen!)
- Shah, Idries: „Die fabelhaften Heldentaten des vollendeten Narren und Meisters Mulla Nasrudin“ (TB) – Freiburg i. B. 1997 – ISBN 3-451-04164-2

» Ein junger Lehrer betritt zum erstenmal selbstständig ... eine Schulklasse. Sie liegt vor seinem Blick wie ein Bild der Menschenwelt, so vielfältig, so widerspruchsvoll und so unzulänglich ... Aber da trifft sein Blick auf ein Gesicht, das ihm auffällt, es ist weder schön noch besonders intelligent, aber es ist ein wirkliches Gesicht ... Und er, der junge Lehrer, redet das Gesicht an ... die Antwort, die er bekommt, ist nicht die übliche Schülerantwort, sondern der Junge erzählt ... Dabei hat sich sein Gesicht verändert; es ist gar nicht mehr so chaotisch wie vorher. Und die Klasse ist still geworden. Alle hören zu. Auch die Klasse ist nun kein Chaos mehr. Etwas ist geschehen. «

aus: Martin Buber, Alles wirkliche Leben ist Begegnung,